Du bist

so viel mehr

als Deine Angst!

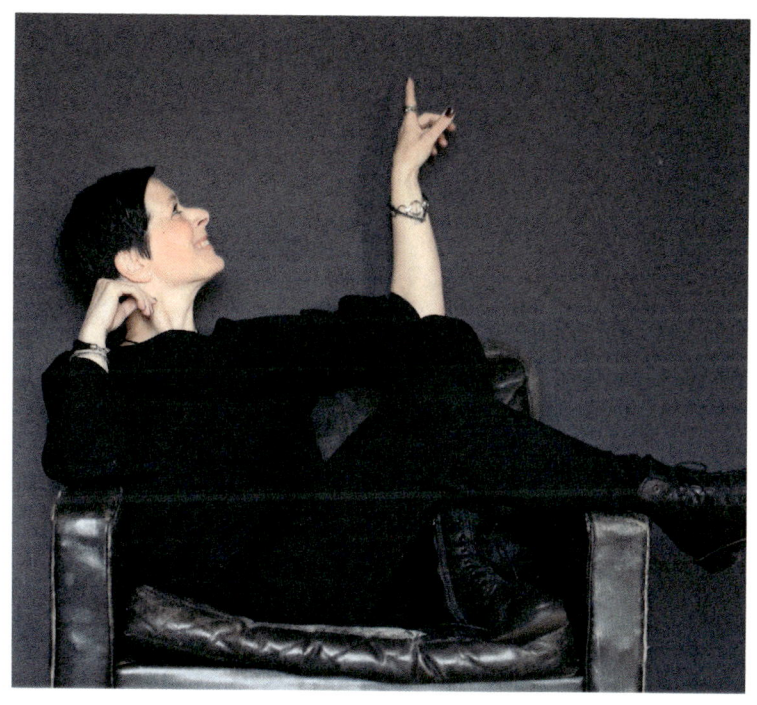

CHRIS GUST

Inhalt

Vorwort

Erster Teil

Für Themen-Neulinge

Zweiter Teil

Für diejenigen, die dieses Buch nur wegen der Tipps gekauft haben und die Beschreibungen leid sind, weil sie es ständig eh selbst erleben – I know.

Um von vornherein Missverständnissen in Bezug
auf die Bilder der Serie „colours of SOUL of
colours" vorzubeugen:

keine/r der Frauen & Männer, die ich male,

– ob prominent oder nicht –

muss selbst mit Angst & Panik zu tun haben!

Aus tiefstem Herzen habe ich meine eigene Geschichte aufgeschrieben und nehme all meinen Mut(!) zusammen, um diese in die Welt hinaus zu posaunen. Ich hoffe dadurch für andere Betroffene, Angehörige oder einfach nur interessierte Menschen etwas zu verändern.

Ich möchte euch in diesem Buch die für mich „essentiell wichtigen Grundübungen" im Umgang mit der Angst weitergeben.
Weiterhin Betroffenen Mut machen und ihnen den Kampf gegen sich selbst und die vielen Umwege aus falscher Scham, die ich aus Sturheit und Unwissenheit gemacht habe, soweit wie möglich, ersparen.

Das Schubladendenken muss aufhören.
Ich möchte deutlich machen, dass dieses Thema schlichtweg jeden betreffen kann und deshalb Aufklärung so immens wichtig ist.

Nachdem ich so oft gefragt wurde, wie „ich es geschafft habe", ist es zu meiner Berufung geworden, auch für andere etwas zu verändern. Alles fügt sich. Mit diesem Buch antworte ich nun nicht länger nur Einzelnen.

Let's go ...

Es ist ok, Angst zu haben.

Aber geh da raus, öffne dich, liebe, lache –

lebe jeden Moment, koste ihn aus,

mache Fehler, lerne zu vergeben.

Lerne, wachse

und werde mit jedem Schritt, den du machst,

s t ä r k e r.

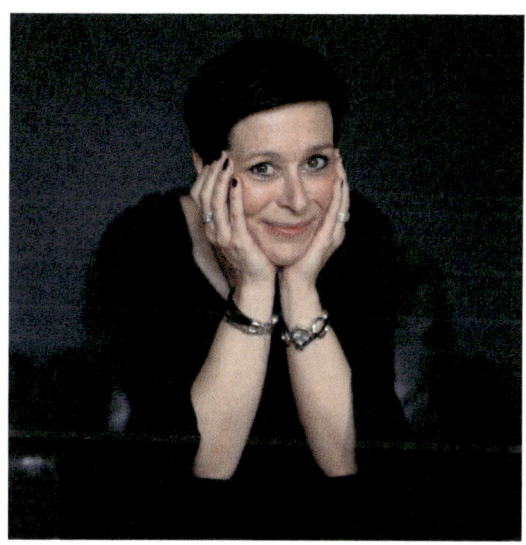

Photo Credits: Sebastian Fuchs

dedicated to ...

my beloved kids

who show me

what unconditional love is

&

Janne–

.more than words!

Vorwort

„Jetzt schreibt sie auch noch über Angst & Panik" *Ja!*
  „Warum" fragst du?
  Weil ich dich mitnehmen möchte auf einen Weg, der hart war, aber mich auch an wundervolle Orte geführt hat. All diese Stationen auf dem Weg in die Freiheit werde ich dir zeigen, lass dich inspirieren und finde deinen Weg ...

Der Inhalt dieses Buches ist ein buntes Sammelsurium dessen, was mir im Laufe der Jahre aus all den Ratgebern, klugen Sprüchen und Therapieansätzen geholfen hat, mit meiner Angst umzugehen zu lernen und zu mir selbst (zurück) zu finden.

Es geht hier um etwas ausgesprochen Wichtiges:

dich !

Es gibt zwei Möglichkeiten, weshalb du dieses Buch liest:

1. Du bist selbst betroffen oder
2. Du bist offen genug, dich mit diesem Thema auseinanderzusetzen und somit eine große Hoffnung für alle Betroffenen! DU wirst merken, wenn ich dich ganz konkret meine, auch wenn ich meistens direkt die Betroffenen anspreche. Schön, dass du hier bist!

Fairerweise muss ich den Panikler per se warnen: einige Punkte in diesem Buch, werden dir zunächst nicht schmecken, aber ein wesentlicher Grundpfeiler für dein neues Selbstvertrauen und dein damit verbundener Weg in dein neues Leben ist, dass du dich nicht mehr selbst belügst oder Ausflüchte suchst. Um dir dabei zu helfen, werde ich von Anfang an ehrlich zu dir sein – unbequem aber wirkungsvoll und unabdingbar!

Auf meinem Weg aus der Angst musste ich in erster Linie lernen, meine innere Stimme überhaupt zu Wort kommen zu lassen und ihr dann auch noch zuzuhören. Wenn man über Angst & Panik schreibt, geht es nicht um Selbstdarstellung: man macht sich nackig um anderen die eigenen Umwege, zu ersparen.

Ein weiterer, sehr wesentlicher Grund ist, dass es hilft, wenn man merkt: „Ich bin nicht allein!" Deshalb kann es gar nicht genug Menschen geben, die darüber reden, schreiben, oder malen ...

Ursprünglich hatte ich als Künstlerin nämlich vor, „nur" mit meinen Bildern ein Zeichen gegen die Tabuisierung von Angst & Panik zu setzen. Mit den kräftigen, starken Farben, die ich den Menschen, die ich in meiner Serie male, gebe, zeige ich das, was einen Menschen WIRKLICH ausmacht, wenn er seine Masken abnimmt und einen Blick hinter die eigene Fassade erlaubt. Gleichzeitig ziehen diese Farben die Aufmerksamkeit magisch an und es wird hinterfragt, weshalb ich die Menschen überhaupt „bunt" mache. Durch die Fragen entsteht KOMMUNIKATION, der Schlüssel zur Aufklärung!

Wie der Prozess genau aussieht und welche Bedeutung die einzelnen Schritte des Prozesses haben, erfährst du in einem eigenen Kapitel (16) am Schluss.

Um noch mehr Aufmerksamkeit auf dieses Tabu-Thema zu lenken, habe ich auch angefangen, prominente Persönlichkeiten zu malen und sie darum gebeten, mich zu unterstützen. Einige dieser wundervollen Frauen & Männer zeige ich dir im Laufe des Buches und bedanke mich aus tiefstem Herzen für ihre Erlaubnis zur Veröffentlichung der Bilder in diesem Kontext.

Auch im Leben dieser Prominenten gab es Hindernisse, die bewältigt werden mussten. Allerdings unterscheidet sich die daraus entstehende Verknüpfung von Mensch zu Mensch, bzw. wie der einzelne Mensch darauf individuell in seiner Gesamtheit reagiert. Viele versuchen, Schwächen oder „Probleme" vor anderen zunächst zu verbergen und gerade in den sozialen Medien eine Scheinwelt zu zeigen, die absolut verlogen ist. Dabei wird es viel leichter, wenn wir authentisch sind und unser wahres ICH, mit all unseren Farben, zeigen! Je mehr Menschen sich wirklich genau so zeigen wie sie sind, desto mehr werden andere Menschen ebenfalls den Mut finden, das zu tun, und es wird nach und nach ein großes Umdenken stattfinden ...

All diese wundervollen Menschen in meiner Serie sind mutig genug, auch bei diesem tabuisierten Thema für andere einzustehen. Denn nur so kann sich in den Köpfen der Gesellschaft etwas verändern. Prominente, die ihren Status dazu nutzen, diese Welt besser zu machen sind für mich die wirklich Großen – nicht die, die sich für die unmöglichsten Dinge hergeben, um noch mehr Follower zu bekommen ...

Die Resonanz auf die Bilderserie und mein Outing bei Facebook war und ist großartig. Es entstanden faszinierende Unterhaltungen zu dem Thema, sowie viele, zunächst manches Mal schüchterne, Eingeständnisse zu den eigenen, als unsicher machenden Schwächen empfundene „Makel" und immer wieder die Frage:
„Wie hast du es geschafft, aus dem Teufelskreis zu entkommen?"

Mir wurde klar:

ich kann, will und werde noch mehr verändern!

Deshalb habe ich beschlossen, die Bilderserie um diesen HERZensratgeber zu erweitern ...

Denn JEDER! könnte von einem Moment auf den anderen von Angst & Panik betroffen sein!

Mit dem entsprechenden Wissen um die (Haupt-) Ursachen bei einer Angststörung wird schnell klar, dass ein offener Umgang und die schlichte Akzeptanz das Leben der Betroffenen bereits extrem erleichtern kann und somit direkt den Weg frei macht für die Befreiung aus dem Teufelskreis!

Wenn es einfacher wird, auszusprechen, dass es da etwas gibt, was man nicht versteht oder man sich nicht traut zuzugeben, dass man vielleicht in einer Spirale gefangen ist, die das eigene Leben komplett beherrscht, werden durch Aufklärung und Akzeptanz Türen geöffnet für die vielen Möglichkeiten, die es gibt, damit umzugehen und Hilfe zu bekommen! Eine Menge Druck wird genommen und macht den Weg frei für den eigentlichen Prozess.

Du bist also nicht allein und meine Geschichte soll dir Mut machen, dass auch du deinen Weg finden wirst! Alles, was du jemals gesucht hast, ist bereits in dir, ich helfe dir nur dabei, es wieder zu stärken und zu sehen!

Du wirst lernen müssen, wieder an dich zu glauben. Du wirst aufräumen müssen in deinem Leben: es werden vertraute, eingefahrene Strukturen und Pfade geändert, du wirst hinschauen müssen, welche Menschen dir gut tun und welche nicht, dein eigenes Verhalten wirst du in bedingungsloser Ehrlichkeit aufbröseln und hinterfragen müssen. Du wirst manches Mal verzweifeln und dich immer wieder aufrappeln müssen.

Als allererstes musst du dich ganz ehrlich mit diesen Fragen auseinandersetzen:

Will *ich* wirklich etwas ändern?

Will ich *wirklich* etwas ändern?

Will ich wirklich etwas *ändern*?

Selbst wenn dein JA auf diese Fragen in dir sehr leise ist, bist du bereits auf dem richtigen Weg! Es ist ein harter Weg, aber am Ende erhältst du endlich ein authentisches Leben, zu dem deine Seele JA sagen kann und du wirst so frei sein, wie du es schon nicht mehr für möglich gehalten hast!

fuck. fear. – let's dance, dear!
Das ist das Ziel!

Zweifle niemals daran,

dass du schaffen kannst,

was du wirklich willst.

Du tust gut daran

an denen zu zweifeln,

die dir Zweifel einreden wollen.

An dem Tag, als ich erzählte, dass ich dieses Buch geschrieben habe und es dann natürlich nicht komplett für mich behalten konnte, hat Jemand sinngemäß zu mir gesagt: „Im schlimmsten Fall wird dieses Buch für dich ein weiterer Schritt der Verarbeitung und des eigenen Wachsens sein, selbst wenn es sonst keiner liest!"

Danke. Sehr. Aufbauend.

Ich liebe ehrliche Menschen sehr, denn damit kann ich besser „arbeiten", als mit Un- oder Scheinehrlichen! In diesem Fall häuften sich allerdings im Anschluss die „diskreten Hinweise", dass es eben nicht nett gemeint war, sondern dass mein Buch ja gar nicht gut sein kann. Von „Sei nicht zu enttäuscht, wenn es nichts wird." über „nette" Aufmerksamkeiten wie eine kurze Nachricht in der nur stand „Schau mal:" mit angehängtem Artikel einer Lektorin mit der Überschrift „Von 100 Manuskripten lehne ich 98 ab." bis hin zu der wiederholten, süffisant ausgesprochenen Begrüßungsfloskel: „Na, was macht die Verlagsfront?" ... Nachdem ich irgendwann ein Mal gesagt habe, dass mich das tatsächlich verletzt, weil ich an mein Projekt und Buch glaube, distanzierte sich diese Person. Allerdings erreichten mich diese „Nettigkeiten" zum Glück zu einem Zeitpunkt, an dem ich bereits gelernt hatte, dass ich allen Grund habe, an mich und das was zu meiner Berufung geworden ist, zu glauben. Denn ich weiß, dass dieses Buch viele Menschen lesen werden und ich ihnen somit Inspiration und Mut mit auf ihren Weg gebe!

Mir wird oft „vorgeworfen", dass ich zu sensibel bin, aber das macht mich aus und inzwischen bin ich es gern und verdammt noch mal sogar stolz darauf! All die überschäumende, kindliche Freude über einen wundervollen Moment, einen bezaubernden Schmetterling oder das Lächeln eines „Griesgrams", den ich nach ein paar Jahren kontinuierlichen weiter Grüßens endlich „geknackt" habe, hätte ich sonst auch nicht! Dennoch ist es natürlich nicht schön, wenn der Verdacht sich aufdrängt, dass Neid und Missgunst eher hinter dem Verhalten von jemandem stecken, als die aufrichtige Sorge um das Wohlergehen oder wirkliches Mitfiebern.

Den wunderbaren Menschen jedoch, die mich inspiriert haben, weil sie ebenso viel Zeit und Mühe in eigene Formulierungen gesteckt haben, um anderen einen Weg aus der Angst aufzuzeigen, Bücher oder Ratgeber geschrieben haben, Menschen, die an mich und mein Projekt geglaubt haben, danke ich dafür aus tiefstem Herzen!

All die aufrichtigen Herzensmenschen da draußen

sollten sich vereinen und die Welt rocken!

Dennoch stimmt an der Aussage tatsächlich etwas: Es ist tatsächlich noch ein weiteres Puzzleteil des Verarbeitens für mich gewesen, diese Zeilen für dich aufzuschreiben, teilweise schon vergessen Geglaubtes wieder hervorzukramen und mir dadurch bewusst zu werden, wie mein Weg tatsächlich war – und ja: heute bin ich sehr stolz auf mich und auch du wirst stolz auf dich sein, wenn du dein Leben wieder mit dem Fokus auf die schönen Dinge leben kannst!

In diesem Buch werde ich genau das wiedergeben, was mir geholfen hat. Dazu gehört, die Dinge exakt so zu schildern und zu beschreiben, wie ich sie verstanden und angewendet habe, selbst wenn es ursprünglich eventuell anders gemeint oder sogar eine Kombination aus verschiedensten Ansätzen war!

Das ist eine ausgesprochen wichtige Information: es können manchmal kleine Variationen einer Übung sein, die dann bei DIR etwas auslösen werden!

Mich hat es oft frustriert, wenn bei mir etwas nicht wie beschrieben funktionierte, bis ich begriffen habe, dass es immer nur einen Weg gibt:

den Eigenen !

Deshalb wirst du immer wieder feststellen, dass ich dich auffordere – du musst dir immer wieder das rauspicken, was sich für dich richtig anfühlt und damit arbeiten, denn andernfalls hörst du schon wieder nicht auf deine eigene innere Stimme. Horch „einfach" hinein in dich beim Lesen, auch wenn es am Anfang nur ein Gefühl oder ein Flüstern ist, das dir verrät, ob dir etwas gefällt – an manchen Stellen wirst du schnell weiterlesen, an anderen hoffentlich ein schönes Gefühl empfinden oder Hoffnung schöpfen, genau da lohnt es sich, genauer hinzuschauen, bzw. auszuprobieren, ob das auch etwas für dich sein könnte! Es sind alles „nur" Anregungen, die du, auf dich abgestimmt, nutzen kannst und hoffentlich zeigen sie dir, was dir gut tut oder du weißt zumindest, was nichts für dich ist.

Es ist eine der schwierigsten Lektionen gleich zum Beginn, was ich dir hier „um die Ohren haue", aber zum einen wirst du es schaffen und zum anderen ist es schlichtweg dringend nötig:

Lerne, dir selbst (wieder) zu vertrauen!

Das geht nicht mit einem Fingerschnippen, bitte gesteh' dir zu, dass du dafür Zeit brauchst, aber es ist möglich!

Du wirst auf diesem Weg zu dir selbst und aus der Angst heraus Momente haben, in denen du das Gefühl hast, endlich wieder atmen zu können!

Du wirst euphorisch sein, dich verstanden fühlen und motiviert mit den Übungen beginnen und Erfolge erzielen!

Du wirst Rückschläge einstecken müssen, immer wieder Kraft sammeln, um es weiter durchzuziehen, denn es ist anstrengend – weil du es nur selbst machen kannst. Du musst dir beibringen, ein anderes Leben zu leben, anders zu denken. – Ich zeige dir den Weg, denn ich glaube schon an dich. Du kannst es! Es wird herrlich! Erinnere dich in Momenten des Zweifelns bitte immer daran: wenn ICH das nach so vielen Jahren geschafft habe, schafft es jeder, der es wirklich will! Dein Körper bzw. dein Gehirn stellt dich in den Momenten, in denen du dazu tendierst aufzugeben „lediglich" auf die Probe. Hat es doch viele Jahre erfolgreich sein einstudiertes Verhalten abspielen können – jedes Mal, wenn du also das Gefühl hast: Ich kann nicht mehr, es wird nichts, ich werde nie ohne Angst sein: sei dir bewusst, es ist nur ein mieser Trick, um es bequemer zu haben. Jedes Mal, wenn du in genau diesen gefühlt schwächsten, verzweifeltsten Augenblicken aber deine Arschbacken zusammenkneifst, den Rücken gerade machst und dir sagst: „Ich kann das! Das ist nur ein Test, um mich zu verunsichern, aber nicht mehr mit mir!" und es eben trotzdem tust – wirst du am meisten wachsen und Stärke gewinnen!

Es kostet uns Panikler doch sowieso dermaßen viel Kraft, mit einer Angststörung zu leben. Kraft, von der wir eigentlich denken, dass wir sie gar nicht haben. Weißt du, was ich meine? Die Daueranspannung, also 24|7 gegen dich selbst zu kämpfen, raubt dir mehr Energie, als wenn du dieses Potenzial für dich nutzt, für dein neues ICH, für dein befreites Leben!

Dies ist hoffentlich deine

„Du kommst aus dem

(Gedanken-) Gefängnis frei!"
– Karte.

Ich reiche dir meine Hand,

lass uns gehen ...

Hannes Jaenicke

Charisma, das sprechen ihm viele zu und für mich trifft es das absolut. Als ich mich so intensiv mit ihm beschäftigte, stellte ich fest, dass er für mich viel mehr ist, als nur ein liebens- und achtenswerter Weltverbesserer.

Er engagiert sich nicht nur medienwirksam und verändert dadurch in den Köpfen der Menschen eine ganze Menge, nein, für mich lebt er seine Werte ob beim Umweltschutz, Tierschutz und allem, was ihm sonst wichtig ist. Seine Art, Dinge zu betrachten und zu kommentieren, fasziniert und reizt mich total und ich schätze, diskutieren kann man wunderbar mit ihm, jedenfalls hat er mich beim Lesen eines seiner Bücher direkt in einen „Rebellions-Modus" geschubst. Er hält nicht aus Bequemlichkeit seine Klappe und das ist gut so!

Der Malprozess mit ihm hat mich komplett umgehauen und wirkt tatsächlich immer noch nach, pure Magie – anders kann ich es nicht in Worte fassen, bzw. für mich selbst erklären.

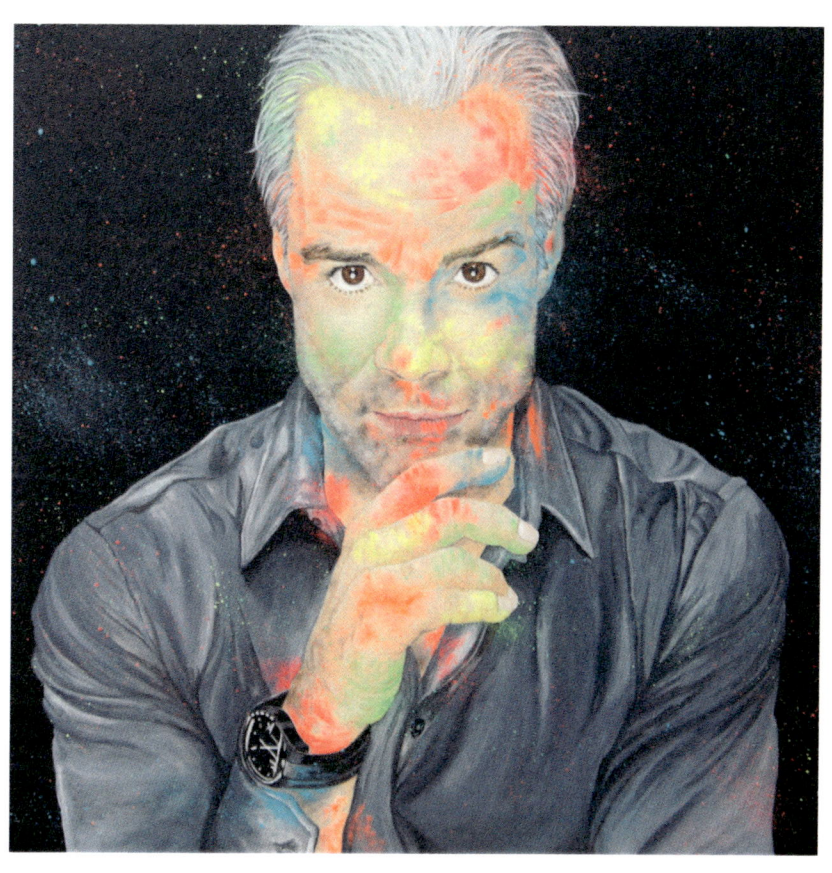

„charismatic SOUL"

100 | 100 cm
Inspiration | Photo Credits: Robert Recker

Erster Teil

Sich Sorgen zu machen

ist wie schaukeln:

du bist zwar beschäftigt,

aber weiter kommst du damit

nicht ...

Anna Loos

Explosiv, impulsiv, mitreißend sind die ersten Worte, die mir zu dieser fantastischen Frau einfallen, die im Malprozess mit ihr eine große Rolle für mich gespielt haben.

Sie berührt mich mit ihrem authentischen Wesen, ihrer Direktheit und gleichzeitig mit ihrem sensiblen Engagement für Kinder.

Ihr Aufruf, ihr neues Album „Werkzeugkasten" ist ein liebevoller Weckruf, bei dem sich sehr viele, auch ich, wiederfinden. Sie trifft nicht nur einen Punkt, sondern packt ehrlich Themen an, die uns alle betreffen.

Also:
#seiduselbst und lass dich von ihr anstecken!

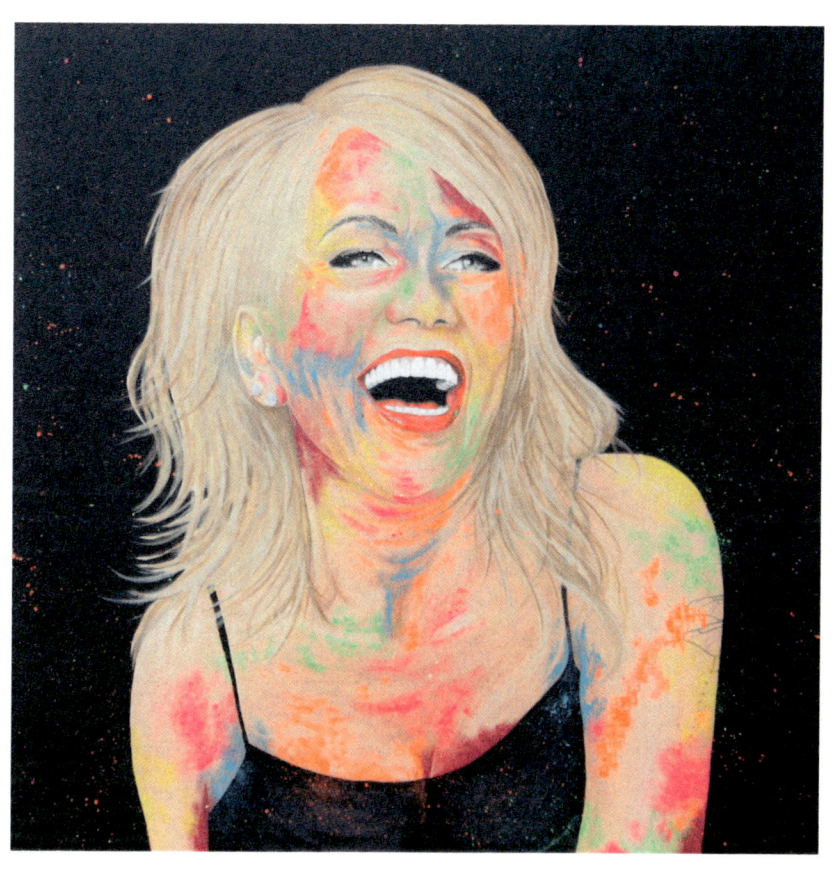

„rousing SOUL"

100 | 100 cm
Inspiration: Getty Images | Sascha Steinbach

1. ... wie es zu diesem Buch kommt oder auch „was bisher geschah" ...

Über viele Jahre waren Angst und Panik meine ständigen Begleiter und ich musste meinen Weg zurück zu mir selbst finden und erkennen, was meine Seele, ja richtig gelesen: meine SEELE! mir sagen möchte. Ich bin nicht besonders spirituell und du musst auch kein Gelübde am Ende des Buches ablegen (obwohl vielleicht doch, aber nicht wie du jetzt vielleicht befürchtest) aber wir sind viel mehr als unser EGO:

Körper, Geist und Seele sind wie ein eingespieltes und aufeinander abgestimmtes Orchester – wenn einer anfängt falsch zu spielen, beeinflusst dies das ganze Stück.

Du wirst vermutlich gleich merken, dass ich in diesem Buch einige Sätze oder Aspekte, die mir besonders wichtig sind, wissentlich immer wieder wiederholen werde! Das dient nicht der Steigerung deiner Genervtheit, sondern dem nachhaltigeren Abspeichern in deinem Kopf!

Unter uns Paniklern gibt es außerdem viele „Lese-Hüpfer", das bedeutet, man liest ein Buch zu Beginn oft nur, weil man verzweifelt auf der Suche nach etwas ist:

dem EINEN Satz, der endlich befreit, oder DIE Anleitung zum mutig oder glücklich sein! –

Solange man sich noch als Opfer fühlt, geht es auch fast nicht anders, dabei interessieren Vorwort-Geplänkel oder Ähnliches dann nicht wirklich.

Da ich aber auch gerade diese Pappenheimer erreichen will, wird der „durchhaltende Leser" Wiederholungen feststellen. Das ist aber gar nicht schlimm, denn beim Lesen dieses Buches wirst du sowieso erkennen: Wiederholungen sind notwendig! Du musst das alles eh wieder und wieder üben, um es nachhaltig in deinem Kopf abzuspeichern – also störe dich nicht daran, sondern lass das wiederholende Lesen bereits ein Teil deines Prozesses sein.

Dieses Buch ist kein Garant für absolute Furchtlosigkeit, aber es enthält für mich die kleinen und großen Hilfen im Umgang mit meiner persönlichen Angstgeschichte, die ich gerne weitergebe und von denen ich weiß, dass sie essentiell sind. Mir haben verschiedene Anregungen, Erklärungen (ganz wichtig für einen Kontrolletti wie mich!) und liebevollen Reminder von mehreren wundervollen Menschen, die sich auch mit diesem Thema beschäftigen, begleitend zu meiner eigenen intuitiven Entwicklung, sehr geholfen.

Im Idealfall ist für dich sofort etwas dabei, was du zum jetzigen Zeitpunkt annehmen und nutzen kannst, vielleicht kommt dieser Punkt auch später oder gar nicht, DAS wiederum hilft dir aber trotzdem, bedeutet es doch, dass du schon Dinge ausschließen kannst.

Keine Sorge, es gibt viele Wege mit der Angst anders umzugehen zu lernen und du wirst deinen Weg finden!

Möglicherweise ergibt sich für dich aus dem Gelesenen eine Idee, wie dein Weg sein könnte. Alles ist möglich und um das Leben endlich wieder genießen zu können ist es, wie ich finde, auf jeden Fall einen Versuch wert!

Rückblickend habe ich das Gefühl, ich habe mein eigenes kleines Studium abgeschlossen: wie viele Bücher und Ratgeber ich dafür gelesen habe, kann ich gar nicht mehr aufzählen, vieles von diesem Wissen ist zwar sehr wertvoll, aber man darf seiner Angst auch nicht zu viel Platz und somit Macht geben. Daher ist es also immer ein Abwägen und ganz wichtig: Unterscheiden, beim „Beschäftigen mit deiner Angst". Womit unterstützt du „nur" den Teufelskreis deiner Gedanken noch mehr und was bringt dir tatsächlich neue Erkenntnisse oder Impulse um aus der machtlosen Opferrolle herauszukommen ...?

Zwei vollkommen unterschiedliche Gründe, um sich mit der Angst zu beschäftigen, aber es ist sehr entscheidend sich einen auszusuchen, denn ein Weg zieht dich weiter in den Teufelskreis hinein, während der andere ein Teil deines Weges hinaus ist!

Für mich kam die Panik plötzlich und auf einmal war alles anders.

Meine allererste Bekanntschaft mit Panik liegt fast 20 Jahre zurück.

Ich war damals bereits seit längerer Zeit in einer, sagen wir mal, sehr herausfordernden Beziehung, als ich meine ersten Erlebnisse mit der Angst machte. Daraufhin zog ich relativ schnell die für mich naheliegende Konsequenz und beendete diese Beziehung – nicht wissend, dass die Gründe für meine Angst ganz andere waren, als ich damals dachte – dennoch ging es mir viele Jahre besser.

In den folgenden Jahren verschoben sich meine Prioritäten komplett, ich lernte einen neuen Mann kennen, bekam meine Kinder und durch sie lernte ich, was absolut bedingungslose Liebe bedeutet! Nach der emotionalen Achterbahnfahrt zuvor hatte ich mich (un)bewusst für eine Beziehung und sogar Ehe entschieden, in der ich mich „nur" sehr wohl und sicher fühlte (zu dem Zeitpunkt besonders wichtig für mich, auch wenn ich die Hintergründe nicht kannte) und bin absolut dankbar für diese Zeit! Durch sie gibt es meine fantastischen Kinder! Langfristig ist ein Leben im „zufrieden-Modus" für mich aber einfach nicht ausreichend, ich brauche intensivere Gefühle und möchte das Leben voll ausschöpfen, deshalb konnte diese Art der Beziehung für mich auf Dauer nicht funktionieren und ich beendete sie.

Erst als ich rote Fäden aufdeckte und endlich verstand, erkannte ich, warum ich nach der Flucht aus meiner emotional sehr anstrengenden Beziehung, zunächst viele Jahre angstfrei war: ich hatte mich durch die Trennung von der Notwendigkeit „befreit", mich mit mir selbst auseinanderzusetzen und so unwissentlich den Druck von mir genommen, denn je intensiver ich für jemanden fühle, umso größer wird mein Anspruch an mich selbst, perfekt sein zu müssen und im Umkehrschluss wächst meine Angst nicht zu genügen.

Diese Zeit war allerdings nur die Ruhe vor dem Sturm, bevor mich schließlich, vor nun mittlerweile 9 Jahren, die bis dahin heftigste Panikattacke aus scheinbar heiterem Himmel überkam und Angst & Panik von da an rund um die Uhr, über 6 Jahre mein Leben prägten, weil meine Seele offenbar keinen anderen Weg mehr sah, um mich auf etwas aufmerksam zu machen ...

Ich war mit meinem Auto auf dem Weg zu einer Freundin, als es passierte.

Mir wurde unheimlich schwindelig, mein Herz raste, ich hatte das Gefühl nicht mehr richtig atmen zu können und jeden Moment zusammenzubrechen oder gar zu sterben. Also fuhr ich auf einen Parkplatz und versuchte, mich zu beruhigen. Als ich ein wenig besser Luft bekam und realisierte, dass dieses Erlebnis mir zwar viel heftiger als früher aber dennoch irgendwie bekannt vorkam, setzte sofort mein Dickkopf ein:

„Aufgeben kommt gar nicht in Frage, das wäre ja noch schöner, das schaffe ich schon irgendwie!"

Total verkrampft und durchgeschwitzt schaffte ich es tatsächlich und hatte unwissend damit den falschen Weg – den des Kämpfens – eingeschlagen …

Wie viele andere dachte ich nach dieser Erfahrung trotzdem zunächst, ich sei schwer krank und ging zum Arzt. Mein Hausarzt und weitere Ärzte fanden in vielen Untersuchungen nichts heraus. Es war laut ihren Aussagen alles bestens.

Wer's glaubt …

Ich konnte und wollte das jedenfalls nicht glauben: es wäre doch so viel einfacher gewesen, wenn die körperlichen Symptome durch eine Fehlfunktion der Schilddrüse, Eisenmangel o. Ä. hervorgerufen worden wären – dann hätte man etwas Einfaches dagegen tun können, eine Vitaminkur oder so.

Ganz anders verhält es sich jedoch bei so einer „Kopfsache". Wenn sich rausstellt, dass da oben bei dir irgendwas nicht „normal" funktioniert fühlt sich das absolut blöd und, hach wie könnte es anders sein, sehr beängstigend an.

Dennoch war die Vorgehensweise meines Hausarztes

absolut richtig, um wirklich jede körperlich Ursache auszuschließen.

Neben den diversen anderen Ärzten, schickte mich mein Hausarzt auch in eine psychologische Praxis, um meine Hirnaktivität messen zu lassen bzw. zu prüfen, ob es dort Unregelmäßigkeiten gibt, die ebenfalls eine Ursache für den empfundenen Schwindel hätten sein können ...

Dieser erste richtige Kontakt zu einer Psychologin war für mich bei meiner Ärzteodyssee allerdings nicht besonders hilfreich:
Es tänzelte nach langer Wartezeit, in der ich gefühlt schon wieder zig mal kurz vor dem urplötzlichen Dahinscheiden war, eine schrill gekleidete Frau mit goldgelackten und mit Riesenschleifen bestückten Turnschuhen in das Besprechungszimmer und fragte mich nach einigen Routinefragen und mit leicht wippender Körperhaltung, ob es in der letzten Zeit irgendwelche einschneidenden Ereignisse in meinem Leben gegeben hätte?

Hm, außer meiner Scheidung und der meines neuen Mannes; Psychoterror seiner EX-Frau; ungewollten Jobwechseln bei uns beiden (was sich für mich als Liebesdienst des Lebens erwies, weil ich mich daraufhin endlich als freie Künstlerin selbstständig machte.
Natürlich war das dann gleichzeitig eine andersgeartete Herausforderung in dieser Gesellschaft: denn wenn man einen so untypischen Weg einschlägt, warten die Meisten nur auf dein Scheitern oder

knallen dir Sätze um die Ohren wie „Denkst du überhaupt nicht an Deine Rente?", „Dir ist schon klar, dass du eine Träumerin bist, oder?", … für einen Kontrolletti wie mich nicht der leichteste Weg, aber es war und ist meiner!); außerdem das Abwenden sämtlicher (geglaubter) Freunde; einer Fehlgeburt mit folgender Ausschabung (furchtbares Wort, furchtbare Situation!); der zunächst einmal festgestellten und dann schnell zunehmenden Demenz meiner Mutter, die kurz darauf völlig unvorbereitet einen Schlaganfall erlitt und an den Folgen innerhalb kürzester Zeit starb, sowie des anschließenden Auseinanderbrechens meiner Familie wegen Erbstreitigkeiten (hätte ich niemals für möglich gehalten!) – alles innerhalb der letzten 1,5 Jahren bis zu eben diesem Termin bei der Psychologin – fiel mir da so gar nichts ein.

Nun, die Psychologin meinte, es würde eines dieser Ereignisse ausreichen, um jemanden im wahrsten Sinne des Wortes aus dem Gleichgewicht zu bringen und somit in eine Depression zu stürzen.

Aber ich war nicht depressiv, ich hatte Angst & Panik in den unspannendsten, unüblichsten Momenten!

Es gefiel mir überhaupt nicht, dass sie von Depression sprach, denn ich liebe das Leben und gehe immer so positiv wie möglich an alles ran, sagte ihr dies auch wiederholt, aber das tat sie mit einer wegwerfenden Handbewegung ab.

Wieder so ein Moment: hätte ich auf mein Bauchgefühl gehört, wäre ich aufgestanden, hätte mich höflich bedankt, dass sie sich Zeit genommen hat und wäre gegangen. Aber dazu bin ich zu gut erzogen, also blieb ich.

Ja, es gibt „Ähnlichkeiten" bei manchen Empfindungen die mit Depressionen oder Ängsten einhergehen, aber für mich persönlich kann man es dennoch nicht auf einen Begriff runterbrechen.

Beim anschließenden Hirnaktivitäten-Messen kam auch nichts Ungewöhnliches heraus und sie meinte, sie könnte mir prima mit Akupunktur helfen ... Zu dem Zeitpunkt hätte ich A L L E S ausprobiert (bis auf Medikamente, die waren für mich persönlich immer ein no go!) also warum nicht.

Jemanden mit Angst & Panik, der zum ersten Mal mit Nadeln im Körper in einer kleinen Kabine liegen soll, dort dann aber alleine zu lassen mit den Worten: „In einer halben Stunde bin ich wieder da." brachte für mich endgültig das Fass zum Überlaufen. Ich stand die Zeit zwar, mal wieder, durch (bloß nicht versagen) aber das war's dann für mich auch bei dieser Person und ich wollte so etwas nicht noch mal erleben, also schwor ich mir:

„Das schaff' ich auch alleine!"

S T U R K O P F   sein – kann ich!

Irgendwo in mir war halt doch immer noch dieses kleine Wesen fest verankert, das grundsätzlich immer erst mal das Schild „D A G E G E N !" hoch hält ...

Zunächst war ich dann nach meiner Arztreise zutiefst verzweifelt auf der Suche, nach dem einen Satz, der „mich heilt" oder „befreit". Dann kam eine Zeit, in der ich überzeugt war, dass ich „nur" einen Weg finden muss, in meinem persönlichen Kopfkino auf „reset" drücken zu können. Anschließend kam eine Phase, in der ich zumindest schon mal Bekanntschaft mit Begriffen wie Achtsamkeit und Selbstannahme gemacht hatte und nicht mehr 24 Stunden am Tag an und mit mir rummeckerte – sondern mir zugestand, dass ich mich vielleicht etwas liebevoller mit mir selbst beschäftigen darf und sollte! Allerdings war dieser Prozess ein sehr hakeliger Teil, denn zu mir selbst auch noch „nett" zu sein, obwohl ich doch ständig in meinen Augen so kläglich „versagte" (schließlich hatte ich immer wieder Panikattacken) fiel mir unheimlich schwer, gerade weil ich die wirklichen Gründe dafür zu dem Zeitpunkt noch nicht kannte.

Ich dachte sogar darüber nach, dass ich herausfinden müsste, wo ich in Beziehungen eventuell von anderen (allerdings nicht unbedingt vorsätzlich) manipuliert werde – denn zumindest hatte ich im Laufe der Zeit und meiner ganzen Suche schon herausgefunden, dass „diese ganze Angstsache" bei mir irgendetwas mit der Intensität meiner Gefühle zu tun haben könnte. Wie ich nachträglich weiß, „manipulierte" ich mich die ganze Zeit selbst, ohne es zu wissen, um ja die „Kontrolle" zu behalten – das ging allerdings ganz schön nach hinten los …

Immer wieder gern genommen, wenn mir nichts anderes im Rahmen des Möglichen schien, tauchte auch der sich hartnäckig haltende Gedanke auf: oder ist es doch ein Gehirntumor?

Unwahrscheinlich: mein Arzt hatte mir beim Aussprechen dieser Vermutung (nachdem ich mit allen anderen Ärzten, zu denen er mich geschickt hatte, durch war) mal gesagt: „Dann würden Sie jetzt nicht hier sitzen, dann wären Sie längst tot."

Besten Dank!

Panikler in Perfektion, wie ich es da noch war, beruhigte mich so eine systemfremde Aussage aber nur für Bruchteile einer Sekunde – dann meldete sich prompt der kleine Gedankenteufel in meinem Kopf, der es sich zur Daueraufgabe gemacht hatte mir seine Einschätzung aufzudrängen und mir übereifrig soufflierte: „Ja-ha, aber das ist bei dir eben anders, das gab es so nur noch nicht. Du bist da eine medizinische Sonderform."
    Eben immer eher kontraproduktiv, dieser damals große, heute kleine Kerl … und JA: bei jedem Zipperlein sonst was zu vermuten hat auch was von Hypochondrie, keine Frage.

Es gab so viel zu lernen: über die Speicherprozesse in unserem Körper, zu erkennen, was uns nicht nur früher geprägt hat, sondern vor allem heute noch entsprechende Trigger Punkte bedient, ohne dass wir uns dessen bewusst sind, bzw. bei denen wir zunächst das Bewusstsein entwickeln müssen, dass es so etwas überhaupt gibt, bis hin zum immer wieder kehrenden Thema: Selbstannahme oder gar Selbstliebe.

Wie soll man denn nun aber bitteschön jemanden lieben, der gefühlt nicht mal die einfachsten Alltagssituationen normal meistert, sondern schon morgens Herzklopfen hat, weil nachmittags ein Termin mit Wartezeit ansteht? Jemanden, der einkaufen zwar irgendwie schafft, aber noch stundenlang später zittrig ist? Aufgeben kam ja nicht in Frage und so manifestierte sich nach und nach von dem Gelernten trotz allem eben doch immer mehr in mir und die Übungen zeigten Wirkung.

Den Fokus in die jeweilige Richtung geschoben, veränderte sich die Wahl meiner Lektüre und damit verknüpft auch mein jeweiliger „Wissensstand". Schon damals zeigte sich: ein und derselbe Grundgedanke, lediglich im Stil unterschiedlich in Worte gefasst, konnte mich eben nur erreichen, wenn der Autor „auf meiner Wellenlänge" formulierte.

Im Endeffekt, war es für mich also immer eine Mischung: bewusst und unbewusst habe ich jeweils die Informationen für mich rausgefiltert, die meinem Bauchgefühl entsprachen und mit denen ich deshalb etwas anfangen konnte.

... aber es war eben noch so viel mehr als das:

Ich bin eine lebensfrohe, toughe Frau und konnte diese „Panikgeschichte" für mich überhaupt nicht verstehen. Für mich war das Glas immer halb voll und nicht halb leer. Tauchen im Mittelmeer, am Fallschirm hängend von einem Motorboot gezogen werden oder auf Kamelen reitend und mit Jeeps fahrend eine Safari durch die Wüste machen: gern, macht sicher Spaß! Spontan nachts beschließen, noch ans Meer zu fahren oder kurzfristig in den Süden fliegen, jepp, bin dabei!

Wo zum Teufel war diese Frau auf einmal hin?

Ich verstand meine Welt nicht mehr und das machte mich immer unsicherer. „Das ist doch nicht normal …" – wo zum Geier war ich „falsch abgebogen"?

Nirgends – das weiß ich inzwischen schon lange – es hinderte mich zunächst aber nicht daran, mir immer und immer wieder den Kopf zu zermartern, mir die Schuld an allem zu geben, mich rund um die Uhr selbst zu bekämpfen und (pssst …) mir in ganz einsamen Momenten ganz furchtbar selbst leid zu tun …

Natürlich kann man mit dem Wissen, was man sich mit einiger Mühe erarbeitet schon sehr bald eines feststellen: wir sind es selbst, die unsere Gedanken steuern!

Ja, das ganze Gegrübel ist semi-hilfreich!

Ja, die Zauberformel beinhaltet für mich Selbstliebe und Akzeptanz!

Ja, nur du kannst etwas verändern!
Allerdings funktioniert das eben erst, wenn du an dem Punkt angekommen bist, wo dieses Bewusstsein auch wirklich in dich einsickern kann!

Deshalb ist das eben N I C H T gleichzusetzen mit:

ICH bin falsch abgebogen oder ICH bin schuld.

Wir können uns immer nur so verhalten, wie es unser aktueller Wissenstand in Kombination mit all unseren anderen Wahrnehmungen erlaubt.

Vergleiche es vielleicht mal mit einer Situation, in der du vielleicht netter zu jemand anderem hättest sein können und es hinterher bereut hast: es nützt dir gar nichts, immer weiter und weiter mit dir zu schimpfen – du kannst die Zeit nicht zurückdrehen! Helfen wird dir nur, wenn du dir wirklich aus tiefstem Herzen sagen kannst: „Es ist ok. Ich bin ok. Jeder macht mal etwas, was er hinterher anders machen würde." Vielleicht hast du sogar die Möglichkeit, dich zu entschuldigen, jedenfalls kannst du daraus lernen und es in einer ähnlichen, kommenden Situation tatsächlich anders machen!

„Hinterher ist man immer schlauer" kannst du ab sofort als etwas Positives annehmen! Damit kann man auch besser umgehen als immer weiter in der Vergangenheit rumzuhängen, denn wenn du das W I R K L I C H verstanden hast und fest daran glaubst, wird es für dich auch in Zukunft bei Schwierigkeiten komplett anders aussehen!

Bezogen auf deine Angst heißt das:

... sobald DU wirklich offen für das Wissen bist, dass DU etwas verändern kannst, und auch wirklich daran glaubst, fängt es sofort an zu wirken!

Du musst die Verantwortung für dich wieder übernehmen.

Du hast den Schlüssel in der Hand!

Jetzt schon!!!

Das möchtest du nicht hören, ich weiß! Wenn man noch kein Land sieht, hätte man viel lieber irgendetwas, was man abstellen, ändern oder für schuldig erklären kann, aber so ist das nicht! Du hast nichts falsch gemacht! Du konntest es nicht besser machen als mit deinem jeweiligen Wissen! Im Laufe der Zeit werden dir auch Dinge begegnen, die dir bekannt vorkommen und dir zu dem Zeitpunkt helfen, die dich aber ein Jahr zuvor noch überhaupt nicht weitergebracht haben. Verplempere deine Zeit nicht damit, dir Vorwürfe zu machen, weil du schon mal davon gehört hast und es dir erst jetzt logisch oder hilfreich erscheint. Das macht nichts, es gibt Dinge, die kannst du nicht mehr ändern, die sind vergangen, aber das JETZT kannst du nutzen! Der Zeitpunkt muss stimmen! Du allein hast die Macht, dein Leben jetzt wieder in die Hand zu nehmen!

Trotzdem, noch mal, damit es dir nicht so geht, wie mir: lass diesen falschen Gedanken los, der dich eventuell noch begleitet:

Du bist nicht verrückt und auch nicht „schuld"!

Also: atme, Liebes!

Dunja Hayali

Selbst oft genug „von der Meute zerrissen" zeigt sie erst recht Gesicht, steht für ihre Werte ein und engagiert sich immer weiter für unsere demokratischen Grundwerte und das menschliche Miteinander.

Sie ist offensiv, dabei für mich zutiefst bodenständig und mir mehr als sympathisch – sodass ich mir gut vorstellen kann, mit ihr in einem Gespräch herrlich vom Hundertsten ins Tausendste zu kommen, Pläne zum Weltverbessern schmieden und diese auch umzusetzen!

Nicht nur über Sachen reden, sondern sie ausprobieren, nicht nur Ratschläge erteilen, sondern zunächst gründlich recherchieren, nicht nur provozieren, sondern auch die andere Seite hinterleuchten, all das zeichnet sie in meinen Augen genauso aus, wie auch ihre Ehrlichkeit und Verletzbarkeit zu zeigen.

Mal ganz abgesehen davon, dass unsere Hunde sicher einen Riesenspaß gemeinsam hätten.

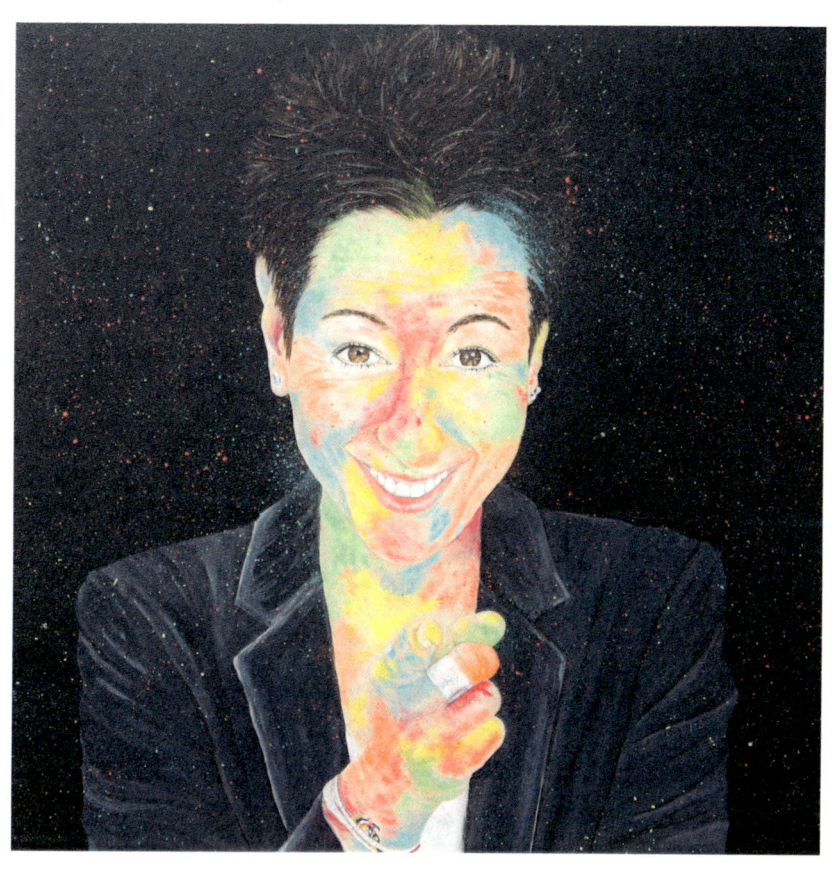

„tender SOUL"

100 | 100 cm
Inspiration | Photo Credits: Marcus Höhn

Im Teufelskreis Angst festzustecken, kannst du ganz gut mit dem Feststecken im Treibsand vergleichen:

Solange du kämpfst und hektisch herumzappelst, wirst du immer tiefer und tiefer einsinken. Entspannst du Dich jedoch und führst kontrollierte, ruhige Bewegungen aus, hast du eine Chance, dich zu befreien.

Du musst lernen die Angst als Teil von dir anzunehmen, nur dann kann sie gehen. Das klingt schräg und ich werde dir später noch genauer erklären, wie du das üben kannst, denn das ist mit am Schwierigsten.

Das muss einem eben nur erst mal jemand verklickern, denn das ist nicht das typische Verhalten, was wir in unserer Gesellschaft darüber lernen, wie man Schwierigkeiten meistert – Optimierungswahn wohin man schaut, „Erfolg" der sich scheinbar nach der Anzahl der virtuellen Follower richtet – höher, schneller, besser und das bitte in beneidenswerter Work-Life-Balance und dabei die gesunde Ernährung nicht vergessen – wie soll man sich aus diesem Zwang ausklinken und sagen: „Bei mir läuft es gerade nicht rund, aber ich weiß, ich bin gut, genau so wie ich bin und nehme mir jetzt Zeit für mich, um herauszufinden, was für mich der richtige Weg bei dieser Herausforderung ist."? Allerdings geht es nur genau so! Es nützt dir nichts, es anderen recht machen zu wollen, wenn das nicht zufällig genau das ist, was für dich richtig ist.

Die Übungen und Informationen, die ich später beschreibe, haben für mich schon viel verändert. Dadurch habe ich viel für mich erreicht und mir ein dickes Stück Lebensqualität zurückgeholt, wirklich weg war die Angst aber noch nicht.

Ich hatte mich irgendwie mit ihr „arrangiert", sie machte mir zwar das Leben nicht mehr komplett zur Hölle, vieles war leichter geworden und die Genuss- und Entspannungsmomente wurden immer mehr, aber sie zwickte mich immer wieder in den Nacken, wie um mir zu sagen: „Ich bin noch da, wir sind noch nicht fertig miteinander."

Es gab Momente, da wollte ich einfach nur schreien:
Hatte ich mich gerade wieder etwas „getraut", was mir furchtbar bevorstand und war sogar entspannt dabei gewesen, konnte die gleiche Situation das nächste Mal wieder die komplette Bandbreite an unangenehmen Gefühlen mit einem „Schnipps" hervorzaubern. Es war zum Verzweifeln …

Mein Ehrgeiz war doch aber

komplett ohne Ängste zu sein –

ich war das Kämpfen so leid …

Irgendwann wurde mir auf meiner weiteren Suche nach Lösungen dann auch Hypnose empfohlen.

Ich war zwar einerseits der festen Überzeugung, dass man mich ganz sicher gar nicht hypnotisieren kann (haha, denjenigen möchte ich mal sehen.) aber andererseits faszinierte mich die Thematik ungemein und ich wollte doch so gerne, dass es klappt! Der Gedanke, dass jemand sich einfach in meinen Kopf „einwählen" kann und dort an der richtigen Stelle „einfach etwas überschreibt" wie toll und wundervoll bequem wäre das denn bitte!? Ich fand, nach all den harten Jahren, hätte das auch ruhig einfach genau so klappen können, wie ich es aus Filmen kannte:

Der Typ schaut mir tief in die Augen, lässt mich in Trance sinken und überschreibt flugs die fehlerhaften Infos auf meiner internen Festplatte – mit einem „Schnipps" mit dem Finger holt er mich in die Realität zurück und ich lebe glücklich und angstfrei bis an mein Ende. So ungefähr war meine Hoffnung.

Diese Vorstellung war so verlockend, dass ich tatsächlich einen ersten Termin abmachte UND sogar hinging – was absolut nicht selbstverständlich für einen Panikler ist: stell' Dir doch mal bitte vor, was schon auf dem Weg dahin alles passieren kann, oder was ist, wenn ich der erste Mensch bin, der bei einer Hypnose eine Panikattacke bekommt, oder, ach da gibt es noch so vieles Anderes.

Meinen persönlichen Hypnotiseur[1] fand ich auf Empfehlung eines Freundes. Zu einem vollkommen Unbekannten wäre ich nicht gegangen. Dort angekommen, beraubte er mich gleich als Erstes der Illusion, er würde mich einfach kurz „reparieren". Er, ich taufte ihn für mich sofort „KAA" (wie die Schlange aus „Dschungelbuch", aber stets nett gemeint!) erklärte mir den Zustand: dass es sich um eine Art „Trance" handelt und dass ich jederzeit selbst darüber entscheide was ich „zulasse".

Wir unterhielten uns zunächst über meine Geschichte und den Verlauf der letzten Jahre, um herauszufinden, ob ich mich wohl genug fühle, um es überhaupt zu versuchen. Als dann klar war, dass ich es ausprobieren möchte, dass KAA mich also in einen Trance – Zustand versetzen soll, um einfacher mit meinem Unterbewusstsein zu kommunizieren, sagte er mir, dass ich mir einen sicheren Wohlfühlort vorstellen soll ...

... *es gab keinen !*

Das war eine zutiefst erschreckende Erkenntnis
für mich:

N I R G E N D W O gab es einen Ort,

an dem ich mich sicher und geborgen fühlte?

Nein – denn zu dem Zeitpunkt hatte die Angst mich wahrhaftig bereits überall ihre Präsenz spüren lassen, selbst an Orten, von denen man eigentlich meinen sollte, sie wären ein sicherer Hafen, wie das eigene Zuhause vielleicht.

Es zeigte sich jedoch sehr schnell, dass ich ausgerechnet dort, im tiefen Ledersessel sitzend, mehr und mehr entspannen konnte. Nach einigen Treffen fühlte ich: Mein sicherer Ort? Der ist hier! Wenn ich hier bin, fühle ich mich sicher und ganz ruhig.

Das war ein Anfang.

Dennoch war ich dann während dem ersten und auch bei jedem folgenden Termin die ganze Zeit auf der Hut: was, wenn KAA mich tatsächlich hypnotisieren kann, mich also manipulieren kann und das negativ nutzt? Wäre ja schließlich auch nichts gewonnen, wenn ich mich hinterher für irgendetwas Merkwürdiges gehalten oder meine intimsten Geheimnisse preisgegeben hätte, oder? Also, bloß vorsichtig bleiben und erst mal sehen, ob ich wirklich noch selbst entscheide.

Während der Sitzungen selber hatte ich dementsprechend nie das Gefühl, dass irgendetwas bewirkt wird – im Gegenteil: ich hatte eher den Eindruck, dass ich alles kontrollierte. Allerdings war ich zumindest so ehrlich zu mir selbst, dass ich zugab, dass ich mich ja auch nicht so wirklich vertrauensvoll fallengelassen habe, dazu gehört eben – nun ja *räusper* Vertrauen ...
Da ich mich aber trotzdem sicher, fast geborgen, dort fühlte, passierte eben doch etwas:

Im Nachhinein „ploppte" jedes Mal einfach so etwas auf: mal erinnerte ich mich an einen Traumfetzen, oder ein Gedanke schoss mir buchstäblich in den Kopf, wie aus dem Nichts, und ich wusste sofort: da muss ich genauer hinschauen! Ob es nun die Hypnose, eine Kombination der Umstände oder einfach der richtige Zeitpunkt für Erkenntnisse war, kann ich nicht beschwören.

Step by step nutzte ich die neuen Einblicke und konnte endlich den Faden aufnehmen und beginnen, ihn zu „entwirren" ...

Es folgte eine anders anstrengende Zeit des (schmerzhaften) Erkennens, des Vergebens und der Erleichterung für mich, weil ich Vergangenes aus einem ganz anderen Blickwinkel betrachten konnte und feststellte, dass einiges von dem, was mir widerfahren war, tatsächlich einfach „nicht richtig" gewesen war und sogar traumatische Spuren hinterlassen hatte. Diese Prägung war mir in der Form gar nicht bewusst gewesen – selbst dort suchte ich zunächst noch irgendwie nach Entschuldigungen für das Verhalten dieser Menschen, die ich so geliebt habe, und gab eher mir die Schuld.

Bei der Erkenntnis, wie verletzend Einiges gewesen war, sackte ich irgendwann innerlich in mir zusammen und von dem Moment an verstand ich endlich!

Ich vergab mir zum ersten Mal, also auch aus ganzem Herzen selbst, vor allem für die Härte, mit der ich mich selbst all die Jahre behandelt hatte, weil ich felsenfest davon überzeugt war „nicht gut genug zu sein".

Wahrscheinlich hat keiner dieser Menschen sich vorsätzlich mir gegenüber so verhalten, auch diese Menschen sind durch ihre eigenen Erlebnisse geprägt und in ihren Strukturen und Mustern gefangen, allerdings kann man das auch nicht als Entschuldigung für alles nehmen.

Es gab eben Menschen, die mir sehr nahe gestanden haben und mich falsch behandelt haben – P U N K T !

Ich hatte durch tatsächliches Erleben gelernt: Wenn ich mich nicht „richtig" verhalte, wenn ich nicht perfekt bin, immer alles gebe und alles genau so mache, wie der Mensch den ich liebe es gerne hätte, ist die Konsequenz Missachtung, Ignoranz oder Liebesentzug vom „Feinsten". Die daraus resultierende Anforderung an mich selbst wurde in mir immer mehr festgetackert:

ich muss stark sein.

ich muss das, was ich mache perfekt machen.

ich darf niemals versagen.

ich muss mir Liebe und Aufmerksamkeit
verdienen.

Wenn ich das rückblickend betrachte, schüttele ich selbst mit dem Kopf und denke „Wie gemein und wie falsch! Das war einfach nicht ok!"

Nun wusste ich also zumindest schon einmal, dass ich es sehr wohl wert bin, so wie ich bin, geliebt und respektiert zu werden.

Allerdings ist das Verinnerlichen dieses Wissens und das dazugehörige Selbstwertgefühl aufzubauen eine Menge Arbeit, die auch immer noch andauert. Auch heute tendiere ich immer erst zur Selbstkritik – nur bin ich mir dessen inzwischen bewusst und kann mich entsprechend verhalten und reflektieren, ob es angebracht ist, oder nicht. Außerdem habe ich durch all das erkennen können, dass meine Angst in Wirklichkeit ein Liebesdienst meiner Seele an mich war, auch wenn das für Dich abgedroschen oder fremd klingen mag.

Fakt ist: Ich hätte mich niemals so intensiv mit mir, meinem Leben, meinen Werten auseinandergesetzt, wenn alles „easy going" gewesen wäre!

Meine Angst wird niemals vollkommen weg sein –

weil sie ganz einfach zu mir

und meinem Leben dazu gehört

und weißt du was?

Das ist ok !

Sie ist für mich durch das eben Beschriebene tatsächlich ein wichtiger Helfer geworden: sie zeigt mir deutlich, wenn ich nicht auf mich acht gebe und somit Gefahr laufe, mich selbst wieder zu verraten!

Musstest du beim vorletzten Satz sehr schlucken?

Das kann ich sehr gut verstehen, schließlich liest du dieses Buch wahrscheinlich noch auf der Suche nach dem Zaubertrank! Aber ich werde dich nicht in Watte packen, das bringt dich nicht weiter, falsche Forderungen an dich selbst oder zu hohe Erwartungen aber ebenso wenig.

Stell dir vor, du kannst wieder alles machen, was du möchtest, hast Spaß am Leben, unternimmst wieder alles, woran dich jetzt vielleicht deine Angst noch hindert: Das alles geht! Die Angst geht Schritt für Schritt, sie verliert ihre Macht, aber sie ist nicht „schnipps" einfach weg, dafür musst du immer weiter trainieren – aber es ist es wert!

Die Abkürzung ist: sobald du dich selbst genau so annehmen und lieben kannst, wie du bist, wenn du aufhörst zu jammern, zu kämpfen und in der Opferrolle zu verharren, wenn du begreifst, dass das Leben uns zwar vor Herausforderungen stellt, aber wir es in der Hand haben, wie wir darauf reagieren und was wir daraus für Konsequenzen ziehen – dann kann Heilung beginnen, und zwar von innen nach außen …

Das Leben ist schön !

Nimm diese Aussage: „die Angst wird nie ganz weg sein" also als etwas wunderbar Erleichterndes an, als Freispruch von deinem falschen Perfektionsstreben! Denn du musst gar nicht komplette Angstfreiheit erreichen, um glücklich und befreit zu sein, nimm den Druck von dir!

Du kannst jetzt und in diesem Moment entscheiden, dass es in den angstfreien Momenten zwar schöner ist, du dein Leben aber ab sofort trotzdem wieder lieben und leben lernst, auch wenn die Angst dich begleitet.

Sie bringt dich nicht um.

Sie spielt nur gerne die Hauptrolle –

besetz' sie um!

Zurück zur Zeit der Erkenntnisse: in dieser Zeit, in der ich auch immer wieder gnadenlos ehrlich zu mir selbst war, schmerzhafte Erinnerungen zugelassen habe und mir bewusst wurde, dass meine Angst gar nie mein Feind war, entstand das erste, mit Emotionen überladene Bild: die Geburtsstunde der Serie „colours of SOUL of colours".

Durch meinen eigenen Weg sensibilisiert, schaute ich von nun an immer mehr auch zu anderen und suchte das Gespräch, indem ich offen mit meiner Geschichte umging.

Tatsächlich bin ich fasziniert von den unterschiedlichen PRObleme, vor die uns das Leben stellt (zum Glück heißen sie nicht KONTRAbleme, dann wären sie ja etwas Negatives[2]) und die uns über uns hinaus wachsen lassen!

Seitdem male ich immer mehr Frauen & Männer, deren Geschichte und Wesen mich zutiefst berühren oder zu denen ich eine emotionale Beziehung habe. Es hat sich einfach so ergeben. Es muss wohl so sein, nur hätte ich nicht damit gerechnet, dass das Ganze so groß wird.

Das Feedback darauf, dass ich mich bei Facebook „geoutet" habe, war und ist sowohl wundervoll als auch bedrückend gleichzeitig!

Bedrückend, weil sich mir seitdem so viele, manchmal verzweifelte Menschen, anvertrauen und mir von ihren Unsicherheiten und vermeintlichen Schwächen, ihrem Kampf gegen sich selbst erzählen.

Aus der zarten Pflanze Hoffnung, dir und vielen anderen ganz einfach „gut zu tun", weil du merkst: „Ich bin nicht allein" und dem immer mächtiger werdenden Wunsch, für dich und andere wirklich etwas in der Gesellschaft zu verändern, wuchs die Idee, dieses Buch begleitend zu meinen Bildern in die Welt zu werfen!

Damit ich dir vielleicht eine Abkürzung zeigen kann oder du zumindest nicht den Kampf gegen dich selbst führst, wie ich es getan habe.

Wie bereits am Anfang geschrieben:

ich reiche dir die Hand

und ich meine es auch so!

#wirsindviele

Auf meinen Seiten findest du immer liebevolle Reminder, wie in meinen Posts, die dazu dienen, dass wir uns immer wieder auf das wirklich Wesentliche besinnen. So gut ich kann, werde ich weiterhin Fragen beantworten, um dir deinen Weg zu erleichtern. Bei der Fülle ist es vielleicht nicht immer sofort möglich, aber ich gebe mein Bestes über das Schreiben dieses Buches hinaus …

Ich wünschte, du könntest dich schon mit meinen Augen sehen. Aber dieser Punkt wird kommen und dann wirst auch du daran glauben:

D U   B I S T   E S   W E R T !

You are already perfect!

you are already perfect, darling.

trust your inner voice.

do not be afraid of your strength.

you can feel it.

believe.

let everybody see the beauty

of the colours of your SOUL.

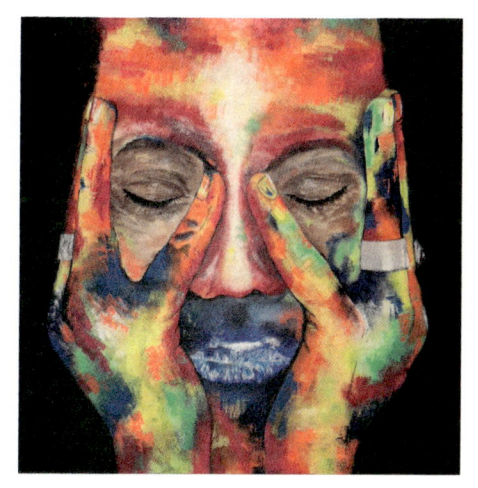

„back to myself"

Esther Schweins

Sie kontaktierte mich einfach persönlich, nachdem es ein Missverständnis bezüglich meiner Anfrage zur Veröffentlichung gab.

Das sagt für mich viel über diese große Frau aus.
Sie strahlt auf einzigartige Weise Ruhe und so viel Frieden aus, dass es sich sofort auf andere überträgt. Das, was sie mir dann schrieb, vertiefte die Magie des Malprozesses und meine Achtung vor ihr und ohne uns zu kennen, entstand Vertrautheit durch Gemeinsamkeit:

„Soham, I'm that."

Die Tränen kullerten, Fügung spürbar. So ist sie für mich.

Berührend.
Anmutig.
Direkt.
Angekommen.

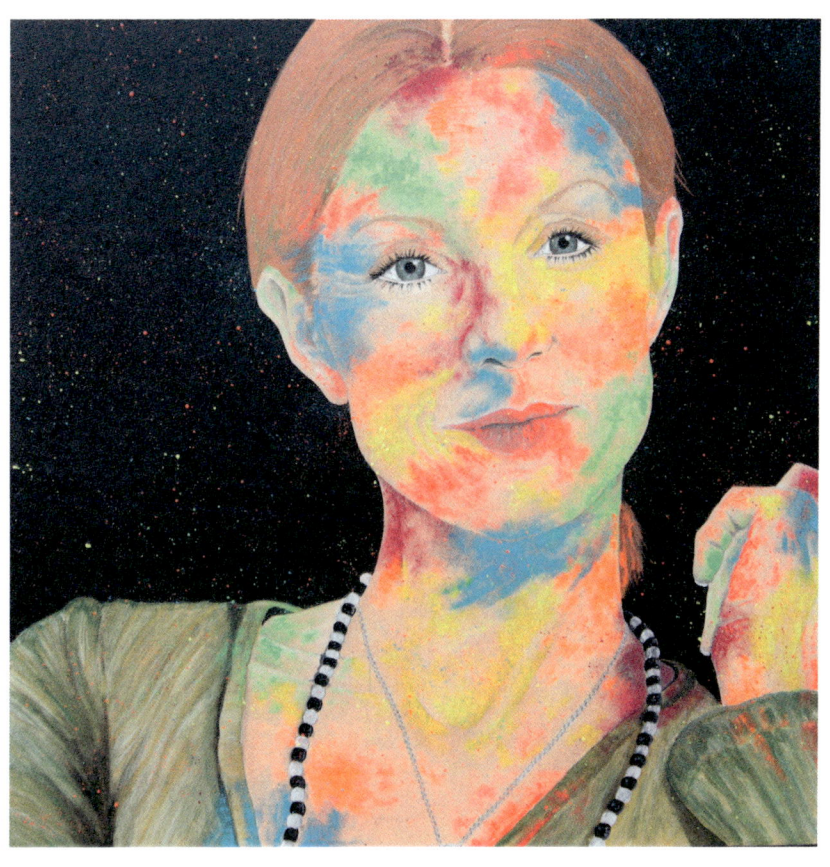

„graceful SOUL"

100 | 100 cm
Inspiration | Photo Credits: Michael Seirer

2. mein eigentliches Outing

Der bereits erwähnte Facebook-Post:

Ja, du findest hier viele Übereinstimmungen zum Vorwort, dennoch hänge ich den Post im Original an, denn damit fing in der Öffentlichkeit eben alles an.

Und noch mal: es gibt wie bereits erwähnt viele „Hüpfer und Querleser" (wie ich früher), die versuchen sich zunächst nur das rauszufiltern, was ihnen gut tut und das ist auch ok so!

Aber egal, welchem Typus du angehörst, ich möchte, dass du ein bisschen über die Entstehung dieses Buches erfährst und dieser Post löst nun mal bis heute eine Welle aus, die ich nicht erwartet habe ...

A N G S T – mit am Schlimmsten ist die Scham ...

... lange habe ich abgewogen, ob ich mich „oute" oder lieber nicht – für einen Panikler wie mich passiert dabei schon mal vorsorglich ein Gedanken-Shitstorm vom Feinsten, Szenarien verselbstständigen sich, wie Menschen reagieren könnten und was daraus wiederum für Konsequenzen entstehen, meine kleinen übereifrigen Angstregler laufen zu Höchstform auf, entwerfen die abstraktesten Situationen, auf die kein „normaler" Mensch kommen würde, sie sind voll in ihrem Element. Denn das beherrschen sie seit Jahren in ausgeklügelter Perfektion und sie beherrschten jahrelang mich ...

(Die teilweise belächelnde Wortwahl ist Absicht, nicht um es lächerlich zu machen, sondern weil mir mein Galgenhumor so manches Mal geholfen hat, einen etwas entspannteren Umgang mit meinen Ängsten zu finden.)

WARUM TUE ICH DAS?
WAS BRINGT ES, DARÜBER ZU SCHREIBEN?

Ganz wichtig: ich möchte kein Mitleid! Ich möchte mich den anderen Mutigen – ja, richtig gelesen, schön oder?, gerade bei diesem Thema anschließen, die sich das Ziel gesetzt haben, das Thema „Angststörung" aus der „Zwangsjackenecke" zu holen und Betroffenen zu sagen:

„Du bist nicht alleine, Du bist nicht „Schuld" und es gibt verdammt noch mal keinen Grund, sich zu schämen!"

Ich schreibe das hier, weil ich JETZT in der Lage bin, dazu zu stehen, weil es tatsächlich ungemein befreit (danke, liebe Käthe Lachmann für Deinen Satz: „Trau Dich Angst zu haben!"), wenn man die Maske abnimmt und „zugibt", dass es da etwas gibt, was ein normales Leben jahrelang unmöglich machte.

Meine Geschichte in Kurzfassung: Angesehen hat mir niemand etwas, ich habe alles trotzdem gemacht, wollte auf gar keinen Fall „versagen" oder klein bei geben oder Gefahr laufen, dass jemand merkt, dass die banalsten Dinge für mich Ähnlichkeit mit einem bevorstehenden Fallschirmsprung hatten und nicht so selbstverständlich waren, wie für andere (und mich früher). Auch wenn ich beim Einkaufen, im Wartezimmer eines Arztes, auf der Autobahn, in Tunneln oder wahlweise auf Brücken, selbst in meinem eigenen Bett unzählige Male „mal eben wieder gestorben bin", es mich gefühlt übermenschliche Kräfte gekostet hat, alle möglichen Situationen überhaupt durchzustehen und ich diesen Kampf noch Stunden später in jeder Faser gespürt habe, war genau das in den ersten 6 Jahren meine Herangehensweise, weil man „so was" doch nicht hat …

Dein Verstand weiß und sagt Dir, dass Du NICHT gerade in einem Höllenszenario drinsteckst – es wird sich nicht die Erde unter Dir auftun, Du wirst nicht machtlos zuerst ohnmächtig und dann an einem Herzinfarkt oder wahlweise an einem anderen tödlichen körperlichen Ereignis sterben, Du wirst auch nicht beim Schlangestehen an der Kasse einfach ersticken – Aber anfühlen tut es sich körperlich genau so!!!

Denn das, was bei einer Panikattacke abläuft, ist ein biologisch festgelegter Ablauf, der in lebensbedrohlichen Situationen auch durchaus Sinn macht und den der Körper perfekt beherrscht und abspielt. Als Paniker hat man das Ganze dann im Laufe der Jahre aus Unwissenheit so verfeinert, dass der nötige Stresslevel als Auslöser gar nicht mehr hoch sein muss, denn schon lange hat man in diesem Kampf einen äußerst hartnäckigen Begleiter: die Angst vor der Angst.

Mir ist wichtig, dass möglichst viele darüber reden, dass Ängste kein Tabuthema mehr sind und aus der negativ eingestuften „Psychoecke" rauskommen:
NIEMAND sucht sich eine Angststörung aus, genauso wenig, wie jemand sich für Burnout, Magengeschwür oder Migräneattacken o. Ä. entscheidet, nur ist das gesellschaftlich „akzeptiert".

Es gibt nicht „den einen Weg", der befreit, aber das, was mir geholfen hat, gebe ich gerne zumindest als Möglichkeit weiter.
Man liest irgendwann, dass man sich „seiner Angst stellen muss", damit konnte ich zunächst nicht viel anfangen. Auch von der Vorstellung, mich mit meinem „inneren Kind" zu verbinden war ich in etwa so

begeistert, als hätte man mir gesagt, ich soll an einer Dämonenaustreibung teilnehmen. Aber die Verzweiflung lässt einen vieles ausprobieren ...

Mit Achtsamkeitstraining und (geführten) Affirmationen und Visualisierungen (üben, üben, üben ...) konnte ich schon viel mehr anfangen und habe damit sehr gute erste Schritte gemacht. Für mich war immer klar, dass mein Kopf irgendwie eine Art „update" oder „RESET" braucht um die negativen durch positive Gedanken zu ersetzen.

Allerdings brauchte ich lange, um den Anfang | die Ursache meiner Ängste zu finden, was schon hilfreich ist, um nicht „nur" eine Verbesserung (was auch schon erleichternd ist) zu erreichen.

Auf Empfehlung eines Freundes probierte ich Hypnose aus.

Der Kontrolletti in mir ließ zwar nicht zu, dass da jemand einfach so an mein Unterbewusstsein rankommt, aber jeweils im Nachhinein zeigte sich dennoch eine Wirkung: in Kombination mit der neuen Offenheit mir selbst gegenüber und des Wissens, was ich mir mittlerweile angelesen hatte und wodurch ich die richtigen Schlüsse ziehen konnte, kam ich den Ursachen auf die Spur.

Und dann ging es ans Eingemachte ... In den letzten Jahren habe ich lernen müssen und dürfen (ziemlich unbequem aber äußerst hilfreich) mich so intensiv mit mir auseinanderzusetzen, dass ich rausfinden konnte, was mir meine Seele mit dieser langwierigen und drastischen Aktion sagen wollte.
Dazu gehört ein komplettes Bloßstellen vor sich selbst,

das gnadenlose Ansehen von vermeintlichen Schwächen und erlernten Mustern,

Und ja: für mich persönlich gehörte dazu tatsächlich das Aufdecken und Finden eines roten Fadens, der sich seit meiner Kindheit durch mein Leben zieht: es anderen Recht machen zu müssen, perfekt sein zu müssen, um lieb gehabt | akzeptiert zu werden, bzw. im Umkehrschluss hatte ich durch tatsächliches Erfahren erlernt: wenn ich mich nicht so verhalte, wie es jemand anders möchte, droht Liebesentzug.

Dabei möchte ich betonen, dass ich eine wundervolle Kindheit hatte! Dennoch werden wir geprägt und tragen diese Muster bis ins Jetzt, ohne sie als Erwachsene bewusst infrage zu stellen, das tun wir in der Regel nur, wenn wir feststellen, dass es für uns wichtig ist, genauer hinzusehen.

Verhaltensmuster die mich prägten zu durchschauen und dann mit mittlerweile Ü40 zu lernen, dass ich nicht egoistisch bin, wenn ich auf meine innere Stimme höre (die ich nun überhaupt zu Wort kommen ließ) oder wenn ich mich selbst wertschätzend behandle – zu lernen, dass ich nicht perfekt sein muss um geliebt zu werden, dass ich „NEIN" sagen darf ohne zu riskieren, dass sich dann jemand von mir abwendet und schlussendlich mich selbst endlich so anzunehmen und zu lieben wie ich bin.

Erschwert wurde dieser Lernprozess allerdings, weil mir genau das wieder passiert war: nach der Trennung von meinem ersten Mann wandte sich meine beste Freundin und engste Vertraute von mir ab, als ich mich nicht mehr in ihrem Sinne verhielt, meine Familie zerbrach nach dem Tod meiner Mum, obwohl ich mich „nackig gemacht habe" und gesagt habe, ich bräuchte ihre Hilfe. Eine „Freundin" (seit 30 Jahren) die mir sagte: „Du weißt schon, dass man dagegen Tabletten nehmen kann, oder?", als ich einen ersten zaghaften Versuch gemacht habe, mich etwas zu öffnen – ich habe nach diesem Treffen nichts mehr von ihr gehört … Wie ich schon sagte, muss jeder seinen eigenen Weg finden und für mich stand immer fest, dass ich ganz sicher nichts einnehmen würde, was zum einen mit meiner Angst vor den Nebenwirkungen zu tun hatte und mit dem Wissen, dass ich damit nicht die eigentliche Situation löse. Solche und weitere Erfahrungen befeuerten meine wachsenden Ängste, ohne dass ich damals schon gewusst hätte, woher sie überhaupt kamen und warum es immer schlimmer wurde.

Das weiß ich erst im Rückblick. In der Folge isolierte ich mich selbst immer mehr, zum einen weil ich mich wegen meiner Ängste so sehr schämte und zum anderen, weil ich für niemanden eine Last sein wollte, wer möchte denn schon mit jemandem befreundet sein, der so einen Ballast mit sich bringt?

Endlich zu spüren und zu wissen, wo der eigene Rettungsweg lang geht und diesem zu folgen ist dann zwar weiter disziplinierte Arbeit, aber nun liebevoller mit mir selbst, nachsichtiger und nicht mehr mich ständig selbst kritisierend und beschimpfend.

Daraus entstanden allerdings ganz neue Konfrontationen – die selten mit dem aktuellen Gegenüber, sondern vielmehr mit einem selbst zu tun haben, diesen dann aber definitiv betreffen.

Meine Mitmenschen waren es gewohnt, dass immer alles in ihrem Sinne läuft (natürlich nicht wissend, dass ich vieles einfach aus meinen unbewussten Mustern heraus „ab nickte") aber wenn sich so ein Verhalten ändert – ändern sich die gesamten Beziehungen, eine neue Herausforderung und eine ganz neue Chance, sich selbst neu und überhaupt kennenzulernen und zu entdecken.

Mein Weg aus der Angst führte durch die Angst. Allerdings nicht in Form des Kämpfens, wie ich es in den ersten Jahren tat, sondern durch wachsendes Vertrauen in mich selbst, durch fundiertes Wissen, was genau im Körper passiert, damit einhergehend die Gewissheit, dass die Befürchtungen, die Panikler haben, schlicht und ergreifend nicht zutreffen und dann das schrittweise Erlernen, dass die Angst wieder verschwindet (wenn man sie nicht durch Bekämpfen intensiviert), weil sie einem festgelegten Ablauf hat. Mit der Zeit wurde ich immer ruhiger, sicherer und habe meinen Weg gefunden.

Und oft gehört und tatsächlich sehr wichtig: Im JETZT gibt es keine Angst, lerne im Moment zu sein.

Immer geholfen hat mir meine Leidenschaft | mein Beruf, das MALEN. Beim kreativen Prozess komplett zu versinken, den Punkt nicht zu bemerken, an dem die lärmenden und lähmenden Gedanken zur Ruhe kommen und sich einzulassen auf die heilende Kraft dieses meditationsähnlichen Prozesses hat mir gerade in den schwersten Jahren unheimlich geholfen.

Auch deshalb habe ich vor mittlerweile 2 Jahren mein ARTelier eröffnet, um auch anderen Menschen einen Raum zu geben, eine Oase zu schaffen, an dem sie tatsächlich eine Auszeit für die Seele genießen können. Der Schritt in die Selbstständigkeit machte mir zwar einerseits wahnsinnige Angst, andererseits war er für mich endlich ein klares Bekenntnis zu mir selbst. Und ein weiterer Schritt in die richtige Richtung.

Kürzlich habe ich gelesen: „Kurz nicht nachgedacht und ZACK – glücklich!"

Genau so ist es: wenn unser Kopf und unser Herz mit positiven, schönen Erlebnissen beschäftigt und erfüllt sind, ist kein Platz für Angst.

Ich weiß, dass die Angst immer mein Begleiter sein wird, aber sie hat ihre Übermächtigkeit nicht mehr … weil ich nun weiß, dass meine Seele sie für mich als „Hilfsmittel" auserkoren hat, um mir zu zeigen, wenn ich gegen mich selbst handele …

Wenn Du bis hierher gelesen hast, habe ich wohl schon etwas Aufmerksamkeit für dieses Thema erreicht:

Im Laufe seines Lebens leidet jeder 6. Deutsche einmal unter einer Angststörung.

Angststörungen treten laut einer internationalen Studie häufiger auf als Depressionen.

Grund genug wie ich finde, dazu zu stehen und im Idealfall anderen zu helfen – je mehr Menschen sich trauen zu sagen: „Das kenne ich auch!", oder „Ich kenne jemanden, den das betrifft.", umso deutlicher wird werden, wie häufig Angststörungen sind und dass zumindest eines für die Betroffenen so schnell wie möglich aufhört: sich dafür zu schämen, dass man „so was" hat ...

Ich bin jetzt mutig und klicke auf „posten", denn: you are already perfect, darling ...

+++ JA: darf geteilt werden! +++

Begib dich auf die
Suche nach dir selbst.

Schließe Frieden mit dir —
nimm dich an,

dann kann dir nichts mehr
geschehen.

verzaubert, steckt an und ist in meinen Augen ein Herzensmensch durch und durch. Sie verschiebt gesellschaftliche Tabus und engagiert sich mit Leib und Seele mit ihrem typisch liebevollen Wesen.

Für mich bringt sie alles zum Strahlen. Erst kürzlich hat sie mich bei einer ihrer Aufführungen im Hamburger Sprechwerk absolut mitgerissen und so berührt, dass die Tränen nur so kullerten, weil ich mich wiederfand in dem Stück, das sie so fein und doch kraftvoll umgesetzt hat.

Ihr Weg, Ihre Erfolge, Ihr Engagement ist zauberhaft. Ich bin dankbar, sie persönlich kennen zu dürfen, diese großartige Seele. Sie an meiner Seite und in meiner Serie zu wissen bedeutet mir sehr viel.

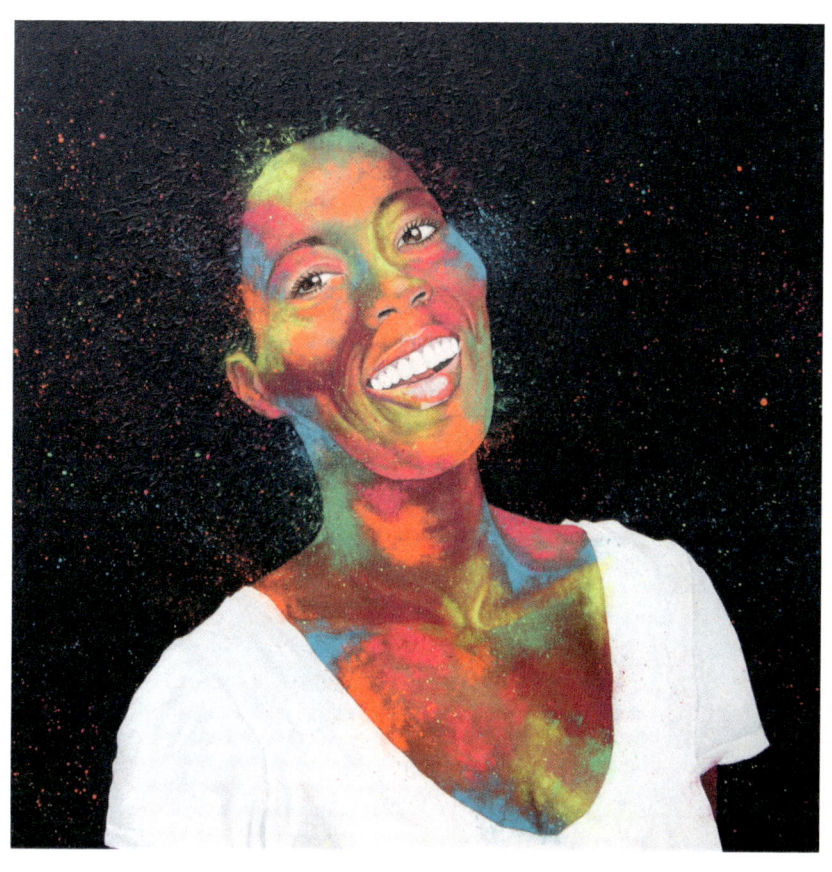

„magnificent SOUL"

100 | 100 cm
Inspiration | Photo Credits: Christoph Mannhardt

3. Nur für die „Nicht-Panikler"!

– Trigger Warnung –

Was ist eine Panikattacke und

wie fühlt sich das an?

Schnell noch für das geplante Abendessen einkaufen, in der Schlange an der Kasse noch mal überlegen, ob ich für das Kochen mit Freunden alles habe. Aber warum rast mein Herz jetzt auf einmal so? Kriege ich einen Herzinfarkt? Ich schwitze plötzlich und kann nicht mehr richtig schlucken. Alles an und in mir zittert, ich sehe nur noch verschwommen. Hallo! Kann das mal aufhören!! Die Geräusche um mich herum klingen wie aus einer anderen Welt, dumpf, fast tonlos und ergeben keinen Sinn mehr, in mir rauscht es umso mehr. Aaaaargh, kann mir mal jemand helfen, oder nein, besser keiner merkt was, was ist bloß los? Ich kriege keine Luft, ich muss hier raus! Mir ist schwindelig. Ist das so, wenn man stirbt? Ich muss mich setzen, oder mich bewegen können, sonst falle ich um – wie peinlich wäre das denn? Was passiert hier? Sterbe ich jetzt wirklich, war es das? Bitte lass das aufhören. Warum schnürt sich alles zu? Ich kann nicht mehr ruhig atmen, ich kann gar nicht mehr atmen, ich bekomme keine Luft mehr. Nur noch raus hier, bitte!

Die erste Panikattacke kommt bei vielen scheinbar „aus heiterem Himmel", (das tut sie nicht wirklich, aber wenn man noch nicht persönlich miteinander bekannt gemacht wurde, hatte man ja auch noch keinen Grund, sich miteinander zu beschäftigen!) von da an gibt es meiner Meinung nach zwei Wege, wie Menschen damit umgehen:

Die erste Fraktion ist nach Abklingen der Symptome einfach nur erleichtert, dass es vorbei ist, macht einen Haken dran und geht zum nächsten Tagespunkt über.

P E R F E K T ! Aber leider nicht allen vergönnt.

Die zweite Fraktion zermartert sich von dem Moment an das Hirn: „Wodurch kam das denn? Was war das? Ich bin bestimmt schwer krank. Habe ich was falsch gemacht? Ich muss zu einem Arzt. Hoffentlich kommt das nicht noch mal." Und, und, und. Diese Menschen sind von nun an ständig auf der Hut und in Sorge, dass ihnen das erneut passiert ...

... et voilà ...

dein schlimmster Feind und härtester Widersacher:

die Angst vor der Angst, wird geboren ...

Wer unter Angst & Panik leidet, lebt in seinem eigenen Gedankengefängnis und ist immer auf der Hut vor der nächsten „Attacke". Das bedeutet 24 Stunden am Tag Dauerspannung und Lauerhaltung, was sehr anstrengend ist, vor allem, wenn man weiter alles daran setzt, zu funktionieren und sich nichts anmerken zu lassen.

Das Ding ist: zu WISSEN, dass man nicht daran denken sollte, zaubert noch keine Lösung herbei.

Zu wissen, dass du NICHT in einer lebensbedrohlichen Situation bist, wenn du in der Schlange im Supermarkt stehst, bringt dir rein gar nichts, wenn dein Körper dir täuschend echt ein Horrorszenario vorspielt.

Zu wissen, dass du auch diese Attacke wieder überleben wirst und dich hinterher über dich selber ärgerst, mildert die unangenehmen Gefühle trotzdem nicht ab.

Wer kennt es nicht:

> „Denk' jetzt nicht an ein rotes Fahrrad!"

Nicht wahr? Klappt ganz wunderbar.

Panikler befürchten ständig

den gesundheitlichen Super-Gau

und interpretieren dadurch

— grundsätzlich vollkommen normales

Körperverhalten — schlichtweg absolut falsch.

Unser Gehirn merkt sich Negatives besser, als Schönes, das ist evolutionstechnisch bedingt und macht „eigentlich" auch durchaus Sinn. Für Panikler ist es allerdings nicht so prickelnd, sogar eher kontraproduktiv, weil es die positiven Verknüpfungen in unserem Gehirn sind, die gefördert werden sollten.

Aber wer weiß das?

Das gehört eben nicht zu den Themen, zu denen uns in der Schule etwas gesagt wird, oder wo man irgendwann mal von jemandem beiseitegenommen wird und gesagt bekommt: „Ach und übrigens, solltest du irgendwann in deinem Leben mal grundlos Panik bekommen, denk' dir nichts dabei, das passiert vielen im Laufe ihres Lebens, wenn sie Stress haben, und gibt sich wieder, wenn du besser auf dich achtest."
Denn dann würde es viel mehr Menschen der ersten Fraktion geben.

Befindest du dich gerade im Würgegriff der Angst, bist du sowieso schon mal gar nicht in der Lage, einfach rational zu denken. Dich aus dieser Situation quasi „rauszunehmen" und von außen drauf zu schauen, das ist erst später möglich und dazu gehört viel Training und Arbeit!

Wenn dich das also alles also zum Glück nicht betrifft und du dieses Buch aus Neugier liest oder weil du indirekt betroffen bist, vielleicht leidet jemand, der dir sehr wichtig ist unter Angst & Panik und du würdest gerne helfen:

Danke!

Danke, dass du bereit bist,

dich damit zu beschäftigen!

Menschen wie du sind es, durch deren Offenheit sich etwas an diesem Tabu-Thema verändern wird! Je offener und „normaler" der Umgang damit wird, umso befreiender für Betroffene!

Doch wie kannst du helfen?

Ob es bei allen Paniklern so oder so ähnlich ist, kann ich nicht mit Sicherheit sagen, aber was mir geholfen hat, ist: nicht zu schweigen!

Wenn ich eine Panikattacke hatte, war ich zwar im ersten Moment, komplett gefangen in dieser Situation, aber es tat gut, wenn da jemand war, der versuchte „zu mir durchzudringen" und mich an gewisse Dinge zu erinnerte.

Die Aussage: „Nicht vergessen zu atmen!" oder: „Soll ich dir beim Atmen helfen?" (womit gemeint war, dass ich mich daran erinnere, mir die Hand auf den Bauch zu legen, damit ich spüren kann, wie ich „gegen sie" atme, weil ich auch gerne mal „vergaß" zu atmen und vor lauter Anspannung die Luft anhielt.) brachte meinem Mann so manches Mal eine patzige Antwort ein, aber wenn er überhaupt eine Antwort bekam, war ich wenigstens schon wieder „aufnahmebereit".

Außerdem funktionierte wütend werden für mich sowieso ganz wunderbar! Es verschob nämlich meinen Fokus von der Opferrolle und der Angst auf „fuck fear – let's dance, dear!" (was eigentlich der Titel des Buches sein sollte, aber ich dachte dann an die Kinder, die neben ihrer Mum im Buchladen stehen und fragen, was das heißt. *räusper* deshalb ist es die zivilisiertere Variante geworden!).

Jedenfalls war es für mich immer gut angesprochen zu werden und im Idealfall dadurch aus dem Gedankengefängnis gerissen zu werden, ob nun aus Wut oder tatsächlicher Erkenntnis war zunächst gar nicht wichtig.

Die Wahrheit ist nämlich auch, wenn wir ganz ehrlich sind, dass wir Panikler den Ablauf, wenn uns die Angst überfällt, so „einstudiert" haben, dass es zumindest mir tatsächlich manchmal schwer fiel, „die Attacke nicht bis zu ihrem Ende durchzustehen", sondern zuzulassen, dass sie „gestört" wurde, hatte ich doch selbst in diesem Ablauf verzweifelt nach Kontrolle gesucht.

Hilfreich ist ebenfalls immer wieder, daran erinnert zu werden, dass die körperlichen Symptome NICHT das Ende bedeuten und man die Angst akzeptieren kann, weil sie einen nicht umbringt, auch wenn man selbst gerade diese Informationen nicht „griffbereit" hat.

Wenn du also dabei bist, wenn jemand gerade mal wieder stirbt, und du sagst: „Du weißt, es fühlt sich bedrohlich an, aber du weißt auch, dass deine Angst dich gerade wieder anlügt!" bewirkt das viel mehr, als du so manches Mal denkst! Du wirst dir des Öfteren die eine oder andere unfaire, schnippische, zickige und vor allem: deiner Meinung nach absolut ungerechtfertigte Bemerkung einfangen, aber du hilfst tatsächlich und ich bitte dich: hör nicht auf!

Gerade am Anfang des Weges aus der Angst, wenn Panikler viele Dinge zwar wissen, aber sie die ersten Situation angehen, in denen sie sich ihrer Angst nun wirklich ohne zu kämpfen stellen, finde ich es gar nicht verkehrt oder verwerflich, ein Sicherheitsnetz zu haben.

Natürlich will und wird man das alles auch alleine wieder einfach machen können, aber nach perfektionierter Negativschleife – manchmal viele Jahre lang – muss man leider etwas geduldig sein! (Oh ja, du hast recht, es fehlt uns massiv an Geduld! Das ist nämlich ähnlich schwer wie (wieder) lernen zu vertrauen!) Aber was meiner Meinung nach ganz wichtig an dieser Geschichte mit der Unterstützung ist: eine positive Erfahrung ist viel mehr wert als ein Rückzieher oder gar eine negative Wiederholung! Je entspannter man noch angstbehaftete Situationen erleben kann, in denen man dann lernt, die Angst zuzulassen, damit sie gehen kann, umso nachhaltiger werden die bis dahin negativ abgespeicherten Verknüpfungen mit eben dieser Situation nach und nach positiv überschrieben!

Also ist deine Hilfe sogar erwünscht!

Ich schreibe das so deutlich, weil du es in deine Argumentation mit aufnehmen kannst, wenn die Person, um die es dir geht, noch am Anfang steht: wir brauchen unendlich viel Sicherheit, dabei kannst du super unterstützen! Oftmals trauen wir uns aber selbst dann, wenn wir eigentlich unser Limit an Belastbarkeit längst überschritten haben, nicht das zuzugeben.

Auch wenn du also das Gefühl hast, du kommst nicht an diejenige Person ran, die da feststeckt: Bitte gib nicht auf! Noch mal: du hilfst ihr damit viel mehr, als du denkst. (Es sei denn, ihr habt darüber in einer entspannten Situation gesprochen und du weißt, dass du das bitte alles nicht tun sollst, dann wäre es sicher besser, bzw. in deinem Interesse, dich nicht an meine Empfehlung zu halten!)

Es kommt etwas an! Es braucht nur manchmal einen

Moment, weil die Angst im ersten Moment übermächtig ist und alles andere wegdrängen kann.

Und manchmal, ganz selten und nur, wenn die Person es (schon) zulassen kann, jemandem zu vertrauen, hilft es auch, wenn man nicht immer stark sein „muss", sondern einen jemand, in dem Fall DU, einfach fest in die Arme nimmt und man merkt, wie die Anspannung sich löst und man ganz tief in sich spürt: „Alles ist gut, ich darf mich beschützen lassen! Ich muss nicht immer stark oder perfekt sein!"

Allerdings fiel es mir persönlich sehr schwer, weil es für mich immer sofort mit Versagen gleich gesetzt war, wenn ich etwas nicht komplett alleine konnte.
Mich überhaupt irgendwo anzulehnen fiel und fällt mir tatsächlich sehr schwer. Es ist ein fest verankertes, wenn auch absolut falsches „Schwächeldenken".

Die Geduld, die wir Panikler mit uns meistens nicht haben, von dir, vom Gegenüber geschenkt zu bekommen, ist genau das:

ein wertvolles Geschenk!

Wenn die Person um die es dir geht, ähnlich tickt, wie ich:

Verzeih ihr, dass sie sich immer beweisen muss: „Das kann ich auch alleine!" – ich habe tatsächlich erst vor verhältnismäßig kurzer Zeit gelernt, dass ich es absolut wert bin, geliebt zu werden, wie ich bin. Nun muss ich noch lernen, die Liebe, die mir entgegen gebracht wird zuzulassen, ohne mein Misstrauen als Selbstschutz einzusetzen – das ist viel schwieriger, als man vielleicht denkt und stellt mich vor weitere und ungeahnte Herausforderungen.

Mit am meisten Mut benötigt man nun mal tatsächlich, um jemandem zu vertrauen, Liebe zuzulassen und dadurch verletzbar zu sein!

Ebenfalls viel Mut braucht es dann aber auch, nun tatsächlich NEIN zu sagen oder überhaupt zu wissen, wenn man etwas nicht möchte und dafür einzustehen, ohne immer Angst zu haben, dann nicht gut genug zu sein und verlassen zu werden.

Mir passiert es auch immer noch, dass ich „über das Ziel hinaus schieße": die jahrelang aufgestauten Zugeständnisse und geschluckten Ärgernisse, um ja alles perfekt zu machen, sprudeln dann unkontrolliert an die Oberfläche und knallen meinem Gegenüber, meistens meinem Mann, derart unvorhersehbar und aus seiner Sicht vollkommen überzogen um die Ohren, dass ich selbst manches Mal erstaunt bin.

Soll ich ganz ehrlich sein?

Es tut trotzdem gut!

Nicht jemanden vor den Kopf zu stoßen oder gar zu verletzen, das möchte ich nicht!

Aber E N D L I C H verinnerliche ich, dass ICH, so ganz und gar, also genau so wie ich bin, zu mir stehen darf. Auch wenn ich etwas anders sehe als jemand anderes: endlich bin ich mir sicher, dass mein Gegenüber mich verdammt noch mal so nehmen sollte, wie ich bin und ich es verdiene auf Augenhöhe behandelt zu werden.

Es ist eine sehr große Herausforderung für eine Beziehung, wenn einer anfängt, vieles, was „selbstverständlich" war in Frage zu stellen und sich „seinen Tanzbereich" zurück erobert. Es ist dann auch nicht klar, wohin die Reise gehen wird, aber wenn es einen weiteren gemeinsamen Weg geben soll, geht es nur, wenn beide dazu bereit sind, es zu versuchen.

Jahrelang habe ich gar nicht wirklich hinterfragt, was ich eigentlich möchte, weil ich immer nur darauf erpicht war, es allen anderen recht zu machen. Es gab viele Situationen, in denen ich genau gefühlt habe, dass ich mich verbiege oder dass vielleicht sogar etwas mir gegenüber ungerecht war, aber ich ignorierte es. Ich habe mich einfach nicht getraut, zu mir und meinen Bedürfnissen zu stehen. Und das einzig aus der Angst heraus, dass sich dann bestätigen könnte, dass ich demjenigen nicht wichtig genug bin und ich verlassen werde. Allerdings wusste ich das zu dem damaligen Zeitpunkt noch nicht. Für die betroffenen Menschen waren das natürlich paradiesische

Zeiten, es lief für sie immer nach Wunsch. Nun bin ich aber auf meinem Weg und klar ist:

Es gibt keinen Weg zurück und das ist wunderbar!

Mein Vertrauen in mich selbst ist inzwischen so groß, dass ich weiß, dass ich genauso wertvoll bin, wie andere Menschen und es auch verdient habe, so behandelt zu werden. Dabei das richtige Maß zu finden, im Umgang mit denen, die uns nahe stehen, ist nicht immer leicht.

Also, bitte mache weiter und sieh' es als Kompliment, wenn sich diese Person, um die es für dich geht, ähnlich verhält: Das bedeutet zum einen, dass du diesem Menschen so wichtig bist, dass er sich traut, das mit dir gemeinsam herauszufinden und zum anderen, dass er die zwangsläufig auftreten werdenden Schwierigkeiten in Kauf nimmt, anstatt den zunächst scheinbar einfacheren Weg zu nehmen und zu flüchten!

Schön, dass es Menschen wie dich gibt!

Zweiter Teil

Mutig zu sein bedeutet nicht,

dass dir immer alles sofort
gelingt.

Mutig zu sein bedeutet

nicht aufzugeben —
und es wieder zu versuchen!

begeisterte mich bei meiner Recherche, noch viel mehr als sie es ohnehin schon getan hatte und toppte das beim Malprozess durch die entstandene Verbindung sogar noch mehr. Die Malprozesse sind genauso individuell, wie die wundervollen Personen und Jasmin hat mich auf eine zauberhafte Reise mitgenommen.

Sie krönte das, indem sie einfach so, ohne Aufforderung, die Bilder, die ich gepostet hatte, in ihrer Story teilte und mich damit und mit ihren Worten sprachlos machte, zu Tränen rührte, weil ich mir so sehr gewünscht hatte, dass das passiert.

Sie zeigte sich mir mit einer Offenheit, die nicht nötig war, nahm sich immer wieder Zeit und beeindruckt mich damit nach wie vor zutiefst ...

Manche Menschen
hinterlassen eben tiefe Spuren im Herzen ...

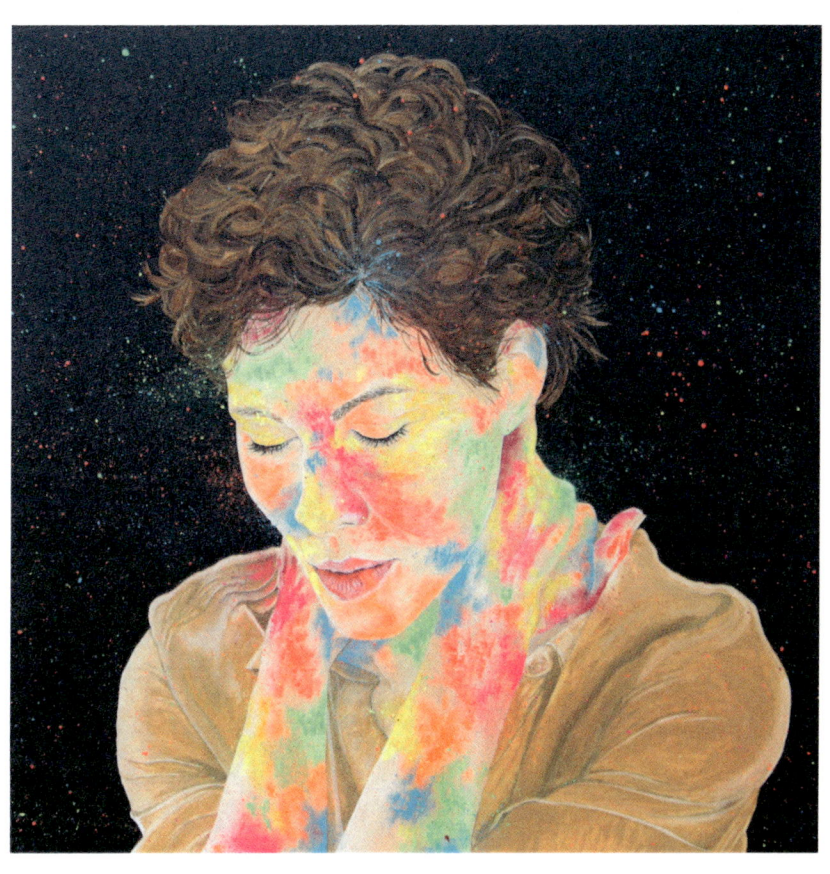

„true-hearted SOUL"

100 | 100 cm
Inspiration | Photo Credits: Steffi Henn

4. Sterbe ich wirklich?

NEIN!

Nun geht's also ans Eingemachte.

Zunächst kommt gleich eine Aufzählung der körperlichen Symptome, samt der damit verknüpften Befürchtungen von uns Paniklern. Gerade diese körperlichen Symptome haben mir das Leben so verdammt schwer gemacht, deshalb war es ungemein wichtig für mich, endlich realistische und medizinisch fundierte Erklärungen zu bekommen und zu lernen, das wirklich nicht nur zu hören oder lesen, sondern zu glauben.

Nur dann ist es möglich, die Angst zuzulassen, nicht gegen sie zu kämpfen und sie dadurch gehen lassen zu können.

Was also ist Angst?

Also „normale Angst" ...

die allgemein zu findende Definition lautet:

mit Beklemmung, Bedrückung, Erregung einherge-
hender Gefühlszustand [angesichts einer Gefahr];
undeutliches Gefühl des Bedrohtseins.

Bei einer Angststörung spürt man, obwohl keine
reale Gefahr besteht, körperlich genau das. Hinzu
kommt aber, dass Panikler diese Symptome auch
noch innerhalb von Sekunden leider über- und vollkommen falsch bewerten.

Auch wenn ich vom Verstand her eigentlich ganz
genau wusste, dass mein Körper mir etwas vormacht,
gab es da trotzdem so ein kleines Teufelchen, das
immer wieder flüsterte: „Und wenn es doch Anzei-
chen für einen Herzinfarkt sind?"

Für diejenigen, die nicht selbst betroffen sind: vielleicht gibt es irgendetwas woher du das Gefühl, Angst
zu haben, kennen könntest?

Etwas, das verbreiteter ist und wofür man nicht
schräg angeguckt wird, z. B. Flugangst, Höhenangst,
Spinnenangst o. Ä.?

Wenn du also schon mal vor irgendetwas Angst hattest, weißt du, wie unangenehm dieses Gefühl ist!
Dieses machtlose, beklemmende Gefühl haben Panikler ständig! Sie haben in einer beliebigen Stresssitua-
tion Angst bekommen und das Gehirn hat dann eine
falsche Verknüpfung hergestellt und es leider nicht
einfach als unbegründet „abgehakt".
Welche typischen Symptome haben Panikler, wenn

eine Angstwelle sie überrollt, bzw. was folgern sie aus diesen Empfindungen?

Bei Druck, Engegefühl oder Schmerzen in der Brust denken Panikler sofort: „Ich bekomme einen Herzinfarkt." – „Ich kann nicht atmen." – „Ich ersticke."
Wenn das Herz für ihr Empfinden zu schnell schlägt, vermuten sie direkt, dass sie einen Herzinfarkt bekommen könnten.
Schwindelgefühle? „Himmel, ich glaube, mein Kreislauf versagt, ich werde bestimmt gleich ohnmächtig."

Wenn es irgendwo sonst im Körper zwickt und zwackt oder wohl möglich kribbelt, befürchten sie, dass nun die Zeit gekommen ist, einen Schlaganfall zu erleiden und so weiter.

Reduziert man alle Symptome auf die Kernkonsequenzen, kommen meist die Angst zu sterben oder zu versagen dabei heraus.

So oder so ähnlich beschreiben die meisten Panikler ihre Symptome und die dann durch das sofortige und leider falsche Bewerten entstehenden beängstigenden Gedanken.
Denn es sind nicht die Empfindungen, egal wie unangenehm, die uns ängstigen, sondern dass, was unser Kopf daraus macht.

Wenn z. B. mal, dass das Herz schneller schlägt als gewohnt, ist das zunächst nur etwas, das geschieht. Das allein hat keinerlei Bedeutung. Sobald du jedoch bemerkst, dass dein Herz schneller schlägt, hat sich deine Aufmerksamkeit bereits dorthin verschoben und du beginnst dir Gedanken darüber zu machen. Dieses Gedankenkonstrukt formt sich dadurch, dass wir Begebenheiten fast immer eine Bewertung geben. Es entsteht eine neue Realität: bewertest du deinen Herzschlag als schlimm, baut sich Angst auf, ist es für dich ein ganz normales Ereignis, bleibst du entspannt.

Normale Reaktionen des Körpers: Das Herz schlägt nun einmal schneller, wenn man Treppen steigt; der Atem wird schneller, wenn man läuft, und macht man plötzlich einen Kopfstand, kann einem auch schon mal schwindelig werden, werden also als von Paniklern als gefährlich empfunden und es wird direkt wieder der Super-Gau befürchtet.

Um daran etwas zu ändern, muss man (wieder) lernen, das was man fühlt anders zu bewerten. Jedenfalls haben bei mir gerade deshalb nachweisbare und medizinisch fundierte Erklärungen in Büchern oder in Gesprächen, dass die von mir befürchteten Szenarien gar nicht eintreten können und derart den Spiegel vorgehalten zu bekommen, bahnbrechend etwas verändert.

Sie haben mir eine Sicherheit gegeben, die ich bis dahin nicht hatte! Wie immer war es sicher auch der richtige Zeitpunkt, an dem sie mich erreichten. Auf jeden Fall hatte ich von da an etwas „Handfestes", mit dem ich arbeiten konnte. Gerade ich, die doch so gern immer alles verstehen möchte.

Ob begründete Angst oder nicht, unser Körper besitzt einen fest vorgeschriebenen biologischen Ablauf für den Zustand der Angst und spielt diesen bei Bedarf mit allen damit verbundenen körperlichen Symptomen routiniert ab. Denken wir an ganz schlimme Dinge, reagiert unser Gehirn zu unserem Schutz nun mal mit seinem festgelegten „Panikprogramm"!

Diese hypochondrisch anmutenden Fehlinterpretationen von körperlichen Empfindungen sind neben der Angst vor der Angst die größten Antreiber in diesem Teufelskreis!

Ich werde jetzt ein wenig ausholen und ein sehr unbeliebtes Thema bei Paniklern ansprechen: Check-ups! Denn die Erklärungen für die beiden am häufigsten genannten Fehleinschätzungen gelten so natürlich nur, wenn du sicher sein kannst, dass körperlich alles okay ist, und meine folgenden laienhaften Erklärungen und Formulierungen ersetzen selbstverständlich niemals einen Arztbesuch!

Deshalb nun ein kleiner Exkurs zu diesem Thema:

Gerade im Zusammenhang mit Ängsten empfehle ich dir, dich regelmäßig durchchecken zu lassen! Ich selbst habe es nämlich nach dem ersten, anfänglichen Ärzte-Marathon immer weiter vor mir hergeschoben, mich erneut bei meinem Hausarzt untersuchen zu lassen. Je länger ich jedoch wartete, umso größer wurde die Angst, lustig, nicht wahr? Immer den Gedanken an Bord, dass bis jetzt zwar vielleicht alles in Ordnung war, aber nun inzwischen sicherlich irgendwas „kaputt" gegangen ist.

Ich meine, wenn das Herz andauernd viel zu schnell schlägt, ist es doch überfordert und das kann ja schließlich nicht ohne Folgen bleiben, oder? Auch wenn ich es zeitweilig schaffte, mir einzureden, dass das Herz ja einfach ein Muskel ist und ich ihn eben besonders „gut" trainiert habe.

Frauenarzt und Zahnarzt waren das Einzige, was ich als so selbstverständliche Pflicht ansah, dass ich es konsequent und egal wie schwer es mir fiel, jährlich durchzog.

Das erste Mal bei meinem Hausarzt wieder richtig durchchecken lassen habe ich mich tatsächlich erst vor gut eineinhalb Jahren wieder, also erschreckende 7 Jahre später!

Trotz meiner weit gefächerten Befürchtungen war ich in Wirklichkeit nämlich nie krank! Das ist besonders erstaunlich, bei all den Befürchtungen, die ich phasenweise hatte: ein neu entdeckter „Knubbel" an ungewöhnlicher Stelle des Körpers könnte ja auch der Beginn einer bösartigen und somit tödlichen Hautveränderung sein. Ziehen in den Waden bedeutete nach einem ausgedehnten Strandspaziergang nicht schlichtweg „Muskelkater" sondern wies doch schon eher auf einen insgesamt geschwächten Körper hin, oder? Alle möglichen Katastrophen/Krankheiten hatte ich in den Jahren befürchtet, nichts davon erwies sich zum Glück als real. Auch wenn die Sorgenspirale sich häufig so anfühlte.

Kürze es für dich ab!

Angst hast du dabei eh!

Also kannst du besser gleich einen Termin machen. Dann verlängerst du die Situation wenigstens nicht künstlich, ich spreche aus Erfahrung. Und schäme dich nicht, wenn es dir hilft, dabei jemanden an deiner Seite zu haben. Es ist kein Versagen, wenn du dich etwas sehr Großem stellst und dabei ein wenig Hilfe annimmst!

Für mich war es letztes Jahr ein ganz wichtiger Abschluss: ist ja gut und schön, dass bisher alles falscher Alarm war, aber wenn man jahrelang Dauer-spannung und immer wieder Herzrasen hat, kann das doch nicht gesund sein. Zumindest war das bereits erwähntes Gedanken-Teufelchen dieser Ansicht und flüsterte mir noch so manches Mal ins Ohr: „Und wenn trotzdem etwas „nachgeblieben" ist, von den Jahren der Angst? So ein Herz kann ja auch ver-schleißen, da war doch was, von wegen jedes Herz schlägt im Laufe des Lebens so und so oft: dann bist du mit deinem ja quasi fast durch, oder?" ...

Höchste Zeit also, es anzugehen!

Obwohl es mir dann zum Beispiel beim Belastungs-EKG tatsächlich so vorkam, als würde mein Herz gleich aus meinem Körper hüpfen oder ich würde ohnmächtig vom „Rad" kippen weil mir zeitweise scheinbar schwindelig wurde oder die Arzthelferin würde das Belastungs-EKG beenden, weil sie beim Kontrollblick auf dem Monitor befürchtet, dass akute Gesundheitsgefahr besteht, passierte NICHTS dergleichen.

Nichts!

Im Gegenteil, da ich mich ja seit längerer Zeit überall oute (ob die Menschen das nun hören möchten, oder nicht, ist sicher nicht für alle interessant, aber schaden tue ich damit ja auch niemandem, höchstens nerven) wusste auch die Arzthelferin um meine Geschichte – sie durfte die Beurteilung durch den Arzt natürlich nicht vorwegnehmen, konnte mich aber mit ihren Kommentaren dennoch schon etwas beruhigen.

Im Gespräch mit meinem Arzt schauten wir dann beide ganz genau hin und selbst zu den Zeitpunkten, an denen ich dachte: „Jetzt war es das aber wohl doch …" war nicht einmal eine Veränderung meines VOLLKOMMEN NORMALEN Herzschlags zu sehen.

„Danke". Kopf. Nicht. Hilfreich.

Nun aber zurück zum eigentlichen Thema, den Fehleinschätzungen: also, vorausgesetzt, du hast dich durchchecken lassen und dein Arzt sagt: „Alles ok.", dann lass uns mal die beiden Phänomene genauer anschauen, die von den die meisten Paniklern als erstes genannt werden und das, was wir uns so „zurechtinterpretieren". Lass uns diese zwei Punkte besser mal aus medizinischer Sicht betrachten und somit entkräften:

1. Wenn dein Herz rast:
bedeutet das, dass du einen Herzinfarkt bekommst?

N E I N !

Gerade in Momenten, in denen wir körperlich zur Ruhe kommen, treten bei Paniklern schon mal beschleunigter Herzschlag/Puls auf, denn dann beginnt ja der Film in deinem Kopfkino. Das ist allerdings absolut untypisch für Menschen, die tatsächlich ein Herzleiden haben!!!

Es ist schlichtweg falsch!

Die Hauptsymptome von Herzerkrankungen sind meist Atemlosigkeit und/oder Brustschmerzen, prüfe es ruhig nach und mache dich schlau. Diese treten in den meisten Fällen unter Belastung auf, d. h. beim Treppensteigen kommt man immer früher aus der Puste, beim Radfahren keucht man nach immer

kürzerer Zeit oder ein kurzes Stück schneller ge-
laufen lässt schnell Kurzatmigkeit auftreten.

Beim Ausruhen haben Menschen mit einer Herz-
erkrankung seltener Beschwerden, Panikler dafür
erst recht ...

Dass wir selbst die eigentlich normalen Reaktionen
unseres Körpers aufgrund der super trainierten Ne-
gativgedanken falsch einschätzen sorgt zusätzlich
dafür, dass unser Gehirn uns mit düsteren Zukunfts-
prognosen in die nächste Angstsituation führt.

2. Wenn du glaubst, du verlierst die Kontrolle über
dich und es fühlt sich an, als würde sich gleich der
Boden unter dir auftun oder du hast Sorge verrückt
zu werden, weil du dir vorkommst „wie im falschen
Film", dann steckt dahinter ein evolutionstechnisch
ziemlich ausgefeilter Ablauf:

Wenn du eine Panikattacke hast, schreit dein Kör-
perprogramm: „Flucht und Überleben sichern!" Das
ist abgespeichert im limbischen System, einem Teil
unseres Gehirns. Dieses limbische System steuert
unterschiedlichste Gefühle und Empfindungen wie
Liebe, Angst oder Hass. Außerdem ist es für unser
Gedächtnis zuständig.

Wenn wir in Panik geraten, aktiviert ein kleiner
Teil des limbischen Systems, der sogenannte „Mandelkern" genau die Körperregionen, die uns bei unserer Flucht helfen sollen. Der vollautomatische Ablauf
beginnt.

Auch wenn du denkst, jeder müsste dir dein Zittern, deine Unsicherheit, deine Verwirrung ansehen, glaube mir, das ist sehr unwahrscheinlich! Wenn überhaupt können das nur selbst Betroffene vermuten. Denn nur wenn man darauf achtet, kann man bemerken, dass jemand auf einmal beginnt hektisch in seiner Tasche zu kramen oder unruhig hin und her blickt, in dem Fall, würdest du aber prompt Hilfe & Verständnis bekommen können – wetten?! Mach das übrigens ruhig mal, beobachte mal andere Menschen ganz genau. Du bist nicht allein.

Zum einen sind die Menschen viel zu sehr mit sich selbst beschäftigt und zum anderen ist es wie beim EKG: für dich fühlt es sich so an, aber in Wirklichkeit ist „gar nichts los".

Im Mandelkern (Amygdala) sind viele menschliche Emotionen zu Hause. Er verarbeitet Erlebnisse und löst bei Bedarf Angst, Fluchtreflexe oder andere Emotionen aus und setzt die entsprechenden Hormone frei. Der Mandelkern ist also sehr wichtig für unsere Empfindungen, er besitzt sozusagen ein eigenes Gedächtnis, man könnte auch sagen, er ist ziemlich nachtragend: ist jemand beispielsweise als Kind in einem Keller oder Raum aus Versehen im Dunkeln eingesperrt gewesen, weil die Tür vom Wind einfach zugefallen ist, und hatte Todesangst, verbindet der Mandelkern die Erinnerung an Dunkelheit mit Angst. Erst mit dem Neu-Erlernen: dass von Dunkelheit oder Keller/Raum an sich nichts Schlimmes ausgeht, kann sich jemand, der davon Betroffene ist später von der so falsch abgespeicherten Angst befreien.

Oftmals befürchten Panikler, dass sie den Verstand verlieren, gerade wenn das eine Mal eine Situation „gut geht" und das nächste Mal die gleiche Situation zur erlebten Katastrophe wird, aber du wirst nicht verrückt!

Es hat immer etwas mit deinem aktuellen „Trainingsstand" und deinem Stresslevel zu tun, wie es dir ergeht:

Hattest du einen für deine Verhältnisse, entspannten Tag und kommst dann in eine Situation, wo dein System sich auf einmal erinnert, dass in einer vergangenen Situation genau hier das Panikprogramm abgespielt wurde, ist dir vielleicht ein wenig mulmig, weil du daran gedacht hast, aber es kommt nicht unbedingt zu einer Panikattacke.

Same place, aber ein anstrengender Tag liegt hinter dir: du musstest im Laufe des Tages vielleicht schon andere konfliktbehaftete Situationen durchstehen oder bist mal wieder dauerangespannt gewesen und hast dich im schlimmsten Fall vorher schon mental auf diese Situation eingestellt, dann: auf sie mit Gebrüll!

Bei Menschen, die auf Stress anders als Panikler reagieren, wären dann z. B. Kopfschmerzen oder Magenschmerzen auf einmal deutlich spürbar.

Also, nix mit Dachschaden!

Sondern erklärbar durch Stresslevel,
Konditionierung und einer Prise selbstgemachter
Gedankenbeschwörung!

Puh! Was für eine Erleichterung!

Ich fand Informationen und Hintergründe, die logisch erklärten welche Zusammenhänge bestehen, Gold wert. Je wissenschaftlicher oder sachlicher mir jemand aufzeigen konnte, dass meine Befürchtungen gar nicht zutreffen KÖNNEN, umso besser konnte dieses Wissen in mir ankern.

Das mag nicht für jeden so sein – who knows – für mich war es jedenfalls genau richtig, schließlich möchte der Kontrolletti in mir immer gerne fundierte Erklärungen und die bekam er nun.

Ich, die zeitlebens das Gefühl gehabt hatte, nicht gut genug zu sein, nicht zu genügen, wenn ich es den anderen nicht 100% recht mache, nein sogar perfekt sein zu müssen, um dazu zu gehören, empfand mit diesem einsickernden Wissen eine Ruhe und Erleichterung, die ich nicht für möglich gehalten hätte.

Es passierte etwas ganz Wundervolles:

Es war, als würde mich jemand zwar straight aber dennoch behutsam zu einer Wahrheit führen.

Als hätte jemand meine kalte Hand in seine Warme genommen und gesagt:

„Du bist es wert,

ich zeige dir die Wirklichkeit

du musst dich nicht fürchten!"

Ich möchte all den Menschen, die ohne Grund an sich zweifeln so gerne dieses Gefühl schenken!!!

Auch wenn du noch nicht an diesem Punkt bist, oder glaubst, bei dir wird es niemals klappen können: doch!

Du bist es wert und es gibt ein Leben ohne die Übermacht Angst!

Step by step!

Mit allem, was du hier liest, beeinflusst du bereits deine Gedanken. Du speicherst neue Informationen ab oder stellst neue Verknüpfungen her, weil du den innigen Wunsch hast, etwas zu ändern, du musst allerdings lernen, was es zu ändern gilt.

Mit Mut fangen immer die schönsten Geschichten an!

Wingenfelder

Seit 30 Jahren begleitet mich ihre Musik – mein durch nichts zu ersetzendes Lieblingslied hat tatsächlich bereits beim allerersten Anhören mit den ersten „pingenden Grundtönen" eine unerklärliche Gänsehaut bei mir ausgelöst und kommt bis heute in jeder Lebensphase direkt an den manchmal sehr hinderlichen Türstehern meines Verstandes vorbei. Wie meine Leidenschaft die Malerei berührt ihre Musik direkt meine Seele. Gerade in den Hochzeiten meiner Angstgeschichte öffnete sie eine „magische Tür": DIESES Lied katapultiert mich straight in meinen bereits erwähnten „Revoluzzer-Modus", schickt mich wie in einer Zeitmaschine zu mir selbst zurück in eine Zeit, wo ich mich noch nicht verloren hatte: zu der lebensfrohen, mutigen, verrückten Ideen folgenden Frau, die ja immer da war, aber lange unterdrückt von Angst & Panik.

Das Gesamtpaket, ihre Musik und ihre Art, wie sie gesellschaftskritisch für Werte einstehen begleitet mich und imponiert mir auf ganz wundervolle Weise und so wurden auch meine Kinder bereits mit der Muttermilch mit dem Fury-Virus infiziert.

Lieber Kai, lieber Thorsten: T H A N K S !

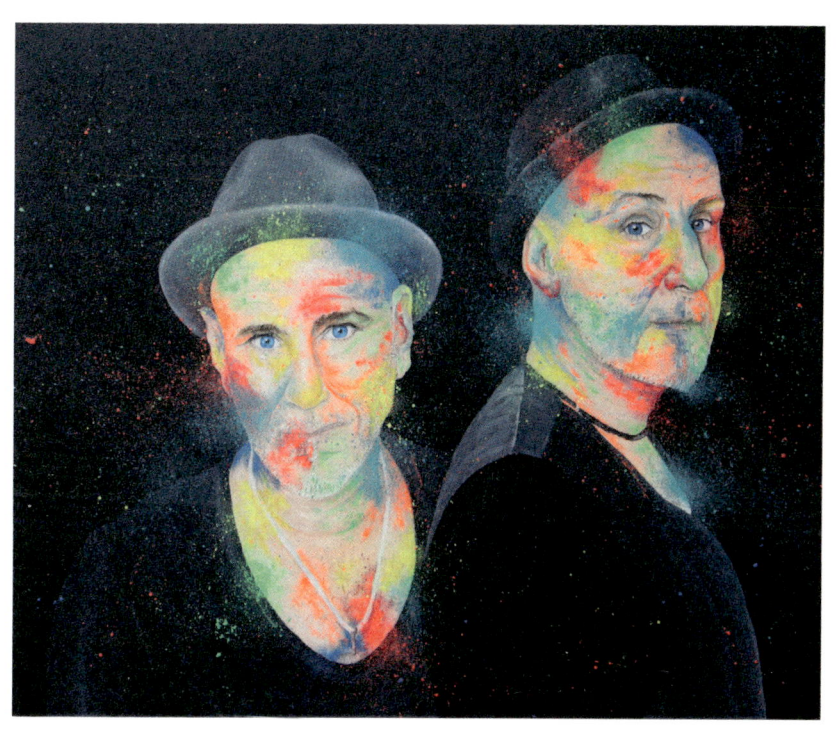

„extraordinary SOULs"

120 | 100 cm
Inspiration | Photo Credits: Anne de Wolff

Beschäftigt man sich mit Ängsten, stößt man auch irgendwann auf die sogenannte Angstkurve.

Menschen, die an Angst & Panik leiden glauben nämlich zum einen, dass sich die Angst bei der jeweils akuten Panikattacke (natürlich immer anders als bei all den bisherigen) bis zur Super-Gau immer weiter steigern wird und zum anderen, dass die Angst nie wieder aufhören könnte, weil die Situationen als gefühlte „Ewigkeiten" wahrgenommen werden.

Nur durch das Kämpfen und Verkrampfen verlängern wir die Zeit! Erst dann fühlt es sich so an, als würde es nicht besser oder sogar noch schlimmer werden. Das „Festhalten" in der Situation verlängert diese negativen Gefühle. Du kennst es wahrscheinlich, wie es ist, wenn du schon Stunden oder gar Tage vorher über etwas nachdenkst, was dir bevorsteht: alleine dadurch gibst du deiner Angst immer mehr Raum.

Geben wir uns der Angst jedoch in der entsprechenden Situation „einfach" hin, kann der Körper den biologisch festgelegten Ablauf abspielen und fertig.

Das klingt nicht glaubwürdig, hm?

Ich weiß. GENAU DAS ist nach wiederholten Panikattacken sozusagen die Königsdisziplin, wir Panikler vertrauen uns irgendwann NULL!

Aber es ist tatsächlich so: wenn man die Angst „lässt", sie nicht mehr bekämpft, sich nicht mehr verkrampft, sich hingibt und darauf vertraut, dass sie auch wieder geht, dann beginnt die Befreiung.

Sie steigert sich nicht wie befürchtet immer weiter und weiter oder wird jedes Mal schlimmer und sie ist auch nicht unendlich!

Diese beiden Befürchtungen

treffen aber schlichtweg nicht zu!

Hast du das gelesen?

Das wird nicht passieren, egal wie es sich anfühlt!

Vielleicht hilft dir meine kleine Darstellung der Angstkurve:

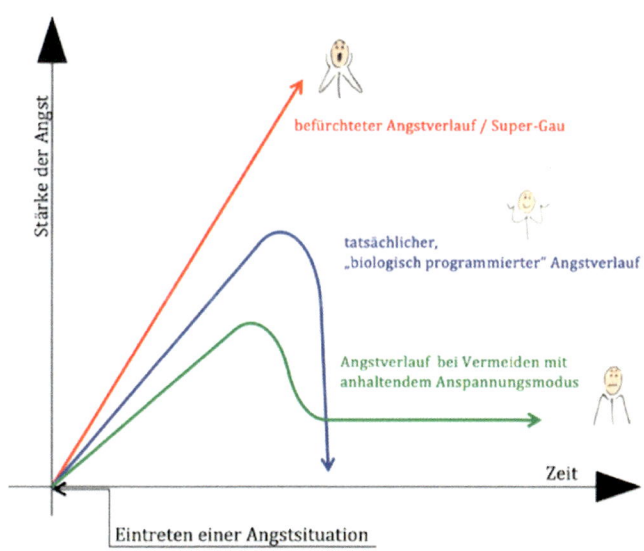

Es führt kein Weg daran vorbei: wenn du einen Weg aus deiner Angst finden willst, musst du tatsächlich lernen, sie auszuhalten, ohne zu kämpfen.

Oh oh, wie schwer habe ich mich jahrelang mit genau dieser Aussage getan! Wie soll das denn bitte funktionieren?

„Einfach weg-atmen, oder was?"

Ja, so ungefähr!

Viel Training war nötig, denn trotz dieser neuen Sicherheit neigte mein negativ geschulter Geist dazu, mich immer wieder herauszufordern! Aber seit ich WIRKLICH an die Angstkurve und den festgelegten Ablauf glauben konnte, kam ich immer häufiger in Situationen, in denen ich fühlte, wie die Angst wieder in mir hochkroch und war dann selbst in der Lage mich daran zu erinnern und tatsächlich zu beruhigen.

Ich kann so gut verstehen, wenn du jetzt gerade denkst, dass das für dich unmöglich ist. Du fragst dich:

„Wie zum Geier soll ich es denn schaffen

die Angst zuzulassen?"

Ich werde versuchen, dir das so deutlich wie möglich zu beschreiben: aber zunächst setz dich gemütlich hin und lies dir meine Beschreibung „so unbeteiligt wie möglich" durch – anschließend komme dann an diese Textstelle zurück und probiere es selbst:

Denke an eine Situation, die für dich angstbehaftet ist, stelle sie dir so deutlich wie möglich vor. Ja ich weiß, dass bereits dabei dein Herz schneller schlagen wird und vielleicht wird es auch eine richtige Attacke, aber du kannst das! Auf diese eine Mal kommt es nicht wirklich an, aber es ist deine Entscheidung, ob du es versuchen möchtest, oder lieber nicht. Aber irgendwann wirst du es ausprobieren müssen, wenn sich etwas verändern soll!

Warum also nicht jetzt?

Wenn die Angst kommt, spürst du sie wie eine Welle auf dich zurollen und denkst, sie wird dich überrollen und niederreißen, du bist sofort im Krampf- und Kampfmodus und versuchst, deine Strategien einzusetzen, aber das ist Widerstand und damit das Gegenteil von zulassen.

Bleibe still. Atme ohne Bewertung. Schau hin:

Was passiert wirklich?
    Sprich innerlich mit dir selbst. Sage dir: „Es ist ok. Ich habe Angst und sie darf da sein. Diesmal bekämpfe ich sie ein Mal nicht, ich lasse sie zu.

Ich muss nicht flüchten.

Ich muss nicht versuchen sie zu verändern oder zu beenden."

Fordere deine Aufmerksamkeit auf nur zu beobachten. Nimm es dir zunächst nur für dieses eine Mal vor. Überprüfe, ob das mit der Angstkurve stimmt!? Du hast nichts zu verlieren, sage dir: „OK, dann sterbe ich vielleicht wieder kurz, dann mal los!"

Gib auf. Kapituliere.

Lass sie kommen und lass sie sein, wie sie ist.

Kein hektisches Bewegen zur Ablenkung. Kein kramen in der Tasche, keine extra Runde im Supermarkt, weil du siehst, dass sich an der Kasse eine Schlange gebildet hat. Je nachdem, was du dir gerade vorstellst: Keine Flucht. Ergib dich und gebe dich der Angst hin. Schau genau hin, in dich hinein. Lausche.

Halte sie dieses eine Mal aus.
Bleibe genau da, wo du bist.

Du darfst spüren, dass es sich nicht schön anfühlt, aber eigentlich weißt du, dass sie auch wieder geht! Sie kommt auf dich zu und sie steigt. Du denkst, du bekommst keine Luft mehr, aber das stimmt nicht. Riskiere mir zu vertrauen! Sie wird schwächer werden. Das tut sie immer! Du hältst sie bisher nur fest, weil du ihr so viel Macht gibst, indem du dich mit ihr beschäftigst, sobald sie die Bühne betritt. Lass sie nur dieses Mal zu, sozusagen zu Testzwecken. Du darfst mich hinterher anmeckern, wenn das mit dem festgelegten Ablauf der Angst bei dir nicht stimmt. Aber bitte nicht schummeln! Nur wenn du deine Angst ganz ehrlich hast geschehen lassen und sie dann nicht wieder abflaute, dann darfst du über mich schimpfen.

Die Kurve ist wie die Panikwelle: auf dem Höhepunkt ist es am heftigsten, aber sie wird wieder abflauen.

Deine Angst ist wie ein kleines zeterndes Kind, das Aufmerksamkeit möchte. Dieses eine Mal reagiere nicht und lasse sie meckern. Sie wird merken, dass sie heute nichts von dir bekommt. Keine Ablehnung. Keinen Kampf. Keine Super-Gau-Gedanken. Nur Beobachten und zulassen. JA es ist unangenehm. JA es fühlt sich furchtbar an und: JA sie wird dennoch einfach wieder abrauschen.

Stille.

Annehmen was ist.

Wenn du das zum ersten Mal durchgezogen hast, fühlst du dich anschließend wahrscheinlich noch zittrig, aber dennoch wie ausgewechselt und das ist wundervoll!

Denn das bedeutet gleichzeitig:

Du akzeptierst dich zum ersten Mal GENAU so, wie du bist!

Wer sagt Dir denn, dass du ohne Angst sein musst? Wer entscheidet darüber, was ok ist und was nicht? Du bist genau richtig wie du bist!

Deine Angst ist ein Teil von dir genau wie alle anderen Gefühle.
Solange du aber nur ihr Aufmerksamkeit schenkst, weil du dich vor ihr, Achtung witzig: fürchtest, immer in Lauerhaltung bist, um sie dann niederzubügeln und zu besiegen, beschäftigst du dich zu sehr mit ihr und nährst sie ohne es zu wollen. Solange du der Meinung bist, sie wäre dein Feind, wirst du nicht loslassen können. Du musst sie nicht toll finden, aber lerne zu akzeptieren, dass du eben jemand bist, der Angst hat.

Jeder Mensch mag irgendetwas nicht so gerne an sich — aber in allen Fällen hilft nur sich so anzunehmen, wie man eben ist.

Du wärst gerne größer oder eben kleiner? Du wirst immer schnell rot? Du magst deine Lachen nicht, wenn du unkontrolliert loslachst und versuchst es deshalb zu kontrollieren? Du schämst dich für deine schiefe Nase? Du magst deinen Po nicht, er ist „zu groß | zu klein | zu rund"?

Versuch mal das deinem Körper zu verklickern und überhaupt:

Wer sagt das und vor allem: was bringt es dir, damit zu hadern? Wir können nicht alles bestimmen oder kontrollieren.

Es ist wie es ist. So bist du nun mal und du bist einzigartig und wundervoll. ALLES, auch das was du nicht so toll findest, macht dich aus! Selbst der Wunsch, ohne Angst zu sein, ist ein Kampf, eine Ablehnungshaltung und bringt dich nicht weiter.

Das ist eine grundsätzliche Haltung dir selbst gegenüber, natürlich heißt das nicht, dass man sich nicht weiterentwickeln oder in etwas verbessern kann. Ändere dich aber bitte nur, wenn du es selbst möchtest, nicht weil du denkst, dass andere dich anders haben wollen.

„Ich habe Angst, aber das ist ok!"

Nimm sie so wie sie ist! Habe ich das jetzt oft genug geschrieben? Falls nicht, nimm die Angst und dich an! Lass sie kommen und gehen. Du kannst auch schöne Gefühle nicht steuern! Sonst würden wir dafür sorgen, dass wir dauerglücklich wären. Die Kicks, die uns das Leben schenkt, die wir als positiv empfinden würden wir gerne festhalten, die negativ bewerteten gerne weg haben. Verliebt sein, Aufregung vor etwas,

auf das wir uns freuen, die pure Freude beim An-
blick unseres ersten Kindes, das tolle Gefühl, als du
deinen Schulabschluss oder Führerschein geschafft
hast, wären aber als Dauerzustand auch nicht mehr
das, was sie eigentlich ausmacht. Genauso ist es auch
mit den negativen Gefühlen.

Du darfst aufhören zu kämpfen.

Jetzt!

Du hast Angst und bist trotzdem vollkommen richtig!

Entspann' dich und atme!

Wenn du selber erlebt hast, dass die Angst TATSÄCH-
LICH von alleine wieder geht, bekommst du Stück für
Stück Sicherheit und Vertrauen in dich selbst zurück
und kannst immer schneller deinen Modus wechseln.
Mir hilft dabei auch eine bestimmte Atmung, die
so genannte „So-Ham"-Atmung. Ich werde sie dir
später noch genauer beschreiben, du kannst auch
kurz rüber hüpfen: Seite 200 ff.
Mit meinem Vertrauen in mich selbst, war es zu
einigen Zeitpunkten echt nicht so toll bestellt, daran
musste und muss ich immer noch arbeiten … aber

es lohnt sich! Dein Weg aus der Angst ist leider kein Spaziergang, aber du kannst das! Es mag zwar Einzelfälle geben, bei denen etwas dermaßen Einschneidendes im Leben passiert, dass diejenigen von einer Sekunde auf die andere keine Angst mehr haben, aber das ist nicht die Regel. Schließlich haben wir ja lange unbewusst in die falsche Richtung trainiert.

Also übe!

Übe, Vertrauen zu dir selbst aufzubauen. Übe negative Daten mit positiven zu überschreiben. Übe Geduld mit dir! Es sind alles Puzzleteile, die dich auf deinem Weg unterstützen können! Ich weiß, ein „JETZT ist sie weg!" wäre dir lieber, aber sie ist gar nicht dein Feind, auch wenn du es vielleicht noch so empfindest!

Bei dir ist das anders?
Du wirst nie ohne Angst sein?
All das kluge Gerede wird dir nicht helfen?

Das Gefühl kenne ich auch, aber weißt du was? Du hättest gar nicht angefangen, dieses Buch zu lesen, wenn du keine Hoffnung auf Besserung hättest. Ohne dass du es dir selbst bis jetzt zugetraut hättest:

Dein Mut (!!!)

etwas zu ändern hat dich bereits dazu gebracht.

Bei der ganzen Geschichte darfst du eben niemals vergessen, wie lange du sie dir schon erzählst und dass du ein bisschen Geduld brauchst, während du in die richtige Richtung arbeitest. Sei nicht so hart zu dir!

Wenn du bis hierher mit diesem Kapitel etwas anfangen konntest, dann kannst du die folgenden Punkte wie ein Mantra auswendig lernen und verinnerlichen. Falls du das nicht möchtest, schaden werden sie dir trotzdem nicht. Je häufiger du dir all diese Punkte sagst, umso mehr werden sie abgespeichert. Dadurch wird sich deine ganz Haltung nach und nach verändern, weil du selbst in angespannten Momenten merken wirst, wie sie immer häufiger neben deinen bekannten negativen Gedanken einfach so auftauchen und eine beruhigende Wirkung haben.

Du wirst es spüren!

Grundregeln, die dir Sicherheit geben:

Immer wenn du merkst, dass deine Gedanken in die „falsche" Richtung abschweifen, zwinge dich, dir innerlich diese Punkte runter zu beten:

1. Atme ruhig.

Atme tief durch die Nase ein und durch den Mund aus. So ruhig es dir möglich ist. Beobachte, ob deine Atmung beim 2., 3. usw. Durchgang schon ruhiger wird. Versuche genau zu fühlen, wo du die angenehme Luft gerade spürst. Hebt sich dein Brustkorb? Dann atmest du „oben", atme beim nächsten Atemzug mal in deinen Bauch. Kannst du spüren, wie sich dein Bauch beim Einatmen hebt? Und beim Ausatmen wieder senkt? „Spiele" damit, beobachte ganz genau deine Atmung, nicht um sie zu kontrollieren, sondern um wahrzunehmen. Anfangs mag das schwer sein, aber es wird immer leichter und hilft tatsächlich, je häufiger du es übst. Trainiere auch und gerade in entspannten Momenten, dich auf deine Atmung zu konzentrieren und ruhig zu werden oder dir der Ruhe bewusst zu werden und dich daran zu erinnern.

2. Akzeptiere deine Angst.

Kämpfe nicht dagegen an, lass zu, dass du Angst hast. Eine Kraft erzeugt immer eine Gegenkraft. Eine

Panikattacke dauert 10, 15 manchmal 30 Minuten und klingt von alleine wieder ab, egal wie furchtbar sie sich anfühlt. Vermeide oder flüchte nicht, sondern bleibe in der Situation, bis die Angst vorüber ist.

3. Du stirbst nicht! Wirklich nicht!

Deine Angst und die dabei auftretenden körperlichen Symptome sind grundsätzlich normale Reaktionen deines Körpers auf Stress, sie folgen einem biologisch festgelegten Ablauf. Das ist zwar richtig unangenehm, aber nicht gefährlich oder schädlich.

4. Akzeptiere dich!

Du bist vollkommen ok, auch wenn du Angst hast. Es gibt ganz viele Menschen, denen es so geht, wie dir. Du bist nicht allein. Du bist nicht verrückt und es gibt keinen Grund, sich zu schämen.

5. Lass los!

So schräg das klingt, lass die Angst zu. Du kannst sie nicht „bezwingen". Du kannst und musst nicht alles steuern oder kontrollieren. Lenke deine Aufmerksamkeit lieber auf deine Sinne: Was sehe ich? Wie viele Menschen sehe ich? Was kann ich hören? Vielleicht Gespräche oder Musik? Kann ich irgendetwas riechen? Beim Einkaufen eventuell frisch gebackene Brötchen oder „streichele" mal einen Basilikum ;-) Kannst du etwas schmecken? Kau ein

Kaugummi, lutsche deinen Lieblingsbonbon oder kaue ein paar Nüsse – kauen entspannt!

6. Steh zu deiner Angst!

Sprich Menschen an und bitte sie, kurz mit dir zu reden, bis es dir besser geht. Damit nimmst du dir den Druck, dass niemand dir etwas anmerken darf, und glaube mir, die Menschen sind hilfsbereiter, als du denkst.

7. Beende Kopfkino!

z. B. mit einem bewussten innerlichen „STOPP!".

Mit Gedanken wie „was wird passieren?" steigerst du dich nur noch in größere Ängste hinein. Zwinge dich, an etwas Schönes zu erinnern oder an etwas Schönes zu denken, z. B. Hundewelpen, Eis essen oder Pinguine, die beim Laufen vorne über kippen ... und l ä c h l e !

8. Lächle die Angst weg!

Wenn wir lächeln werden Glückshormone ausge-schüttet, ob wir wollen oder nicht, d. h. das funktio-niert auch mit einem „unechten" oder halbherzigen Lächeln, in manchen Fällen hilft es bereits, die Angst als nicht ganz so schlimm zu empfinden und by the Way sind Lachfalten auch die Schöneren :-)

9. Werde mutiger!

Je besser es dir geht, desto mehr solltest du auch wagen.

10. Belohne dich für jeden Fortschritt!

Unser Gehirn ist so strukturiert, dass es Dinge besser lernt, wenn eine Belohnung erfolgt.

Der Weg „aus der Angst" ist so manches Mal sauschwer – aber er lohnt sich.

... denn du schuldest

all deinen Träumen

noch ganz viel

Leben!

Udo Lindenberg

Seine provokante, empathische Art, mit der er schon immer absolut für seine Überzeugungen einsteht, „sein Ding" macht und das Leben rockt, macht ihn für mich zu einem absoluten Ausnahmekünstler, der Teil meiner Serie werden *musste*.

Er geht ohne falsche Kompromisse seinen Weg, aber nicht auf egoistische Weise. Er ist sicher nicht nur in meinen Augen ein Mutiger, ein Querdenker, ein Träumer, ein Inspirator.

Jeder sollte sich täglich eine Prise Inspiration gedanklich von ihm holen, dann wäre unsere Welt längst ein friedlicher Ort ...

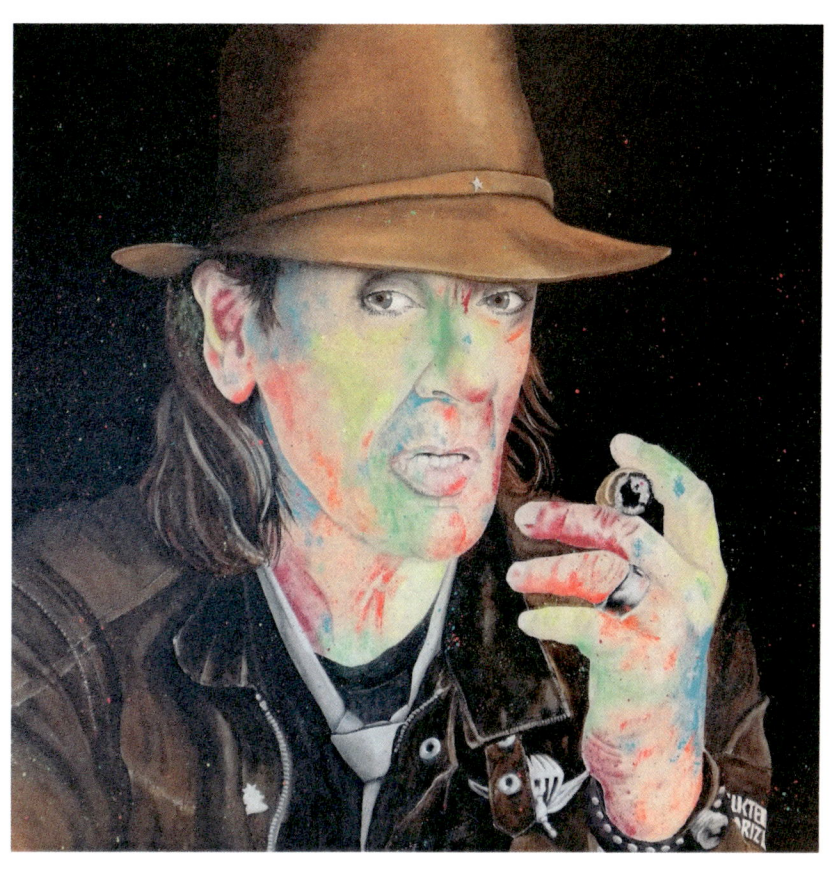

„peacekeeping SOUL"

100 | 100 cm
Inspiration | Photo Credits: Tine Acke

5. Kopfkino

Je länger du bereits unter Ängsten leidest, umso besser hat dein Gehirn das negative Denken und das Zurückgreifen auf negative Erinnerungen perfektioniert. Logischerweise funktioniert das aber zum Glück auch in die andere Richtung also trainieren wir doch lieber die positiven Gedanken!

Auch wenn Panikler „eigentlich" wissen, dass von einer „Boa Supermercado" keine Gefahr ausgeht, sind sie im Panikmodus selbst zunächst absolut machtlos. Situationen, in denen Panikattacken und Angstzustände auftreten haben sehr oft gemeinsam, dass die Betroffenen das Gefühl haben, sie „können nicht weg!". Stau, Kino, Flugzeug (ok, da kann man zwar wirklich nicht einfach raus, aber wenn es uns egal wäre Schwäche zu zeigen, würde die Anspannung von Anfang an geringer sein), Theater oder überhaupt Situationen, in denen man mit vielen Menschen an einem Ort verbringen „muss", weil es unangemessen und merkwürdig wäre, wenn jemand auf einmal einfach geht.

Das sind alles Begebenheiten, von denen keine wirkliche Gefahr ausgeht, dennoch: einmal eine Panikattacke in dieser Situation gehabt, erinnert sich unser Kopf fortan perfekt an die unguten Gefühle in dieser Situation und versucht dich das nächste

Mal schon im Vorfeld davon abzuhalten. Noch mal: dieses Verhalten ist evolutionstechnisch grundsätzlich eine sinnvolle Einrichtung: zu lernen und zu erinnern, wovon eine Gefahr ausgeht, soll uns helfen: wer sich einmal den Finger an einem Streichholz verbrannt hat, ist das nächste Mal vorsichtiger und vermeidet es – grundsätzlich ist diese Fähigkeit daher notwendig. Nur leider macht unser Gehirn im Fall von „falsch abgespeicherten und UNBEGRÜNDETEN Ängsten" dabei keinen Unterschied. Da müssen wir eben nachhelfen.

Im Klartext bedeutet das leider auch, dass wir es irgendwann perfektioniert haben, überall die Apokalypse zu vermuten, weil wir immer unsicherer geworden sind. Wir haben unsere negativen Gedanken also immer tiefer und besser abgespeichert und ohne es zu wollen so eine Vernetzung erstellt, auf die Team Körper / Geist ganz schnell zugreifen kann. Diese negative Vernetzung spult es einfach immer weiter und immer intensiver ab – zumindest bis wir uns entscheiden, nicht mehr das Opfer zu sein, sondern der Gestalter unserer Gedanken und anfangen, dem konkret und gezielt entgegenzuwirken.

Dein Denken ist kein starres Etwas!

Wie und was du denkst, sorgt dafür, dass neue Verknüpfungen entstehen. Je nachdem, was du trainierst, überschreibst du verschiedene „negativ belastete" Areale mit positivem Input.

Um dir das zu beweisen, bedarf es nur einer relativ kleinen Aufgabe, die ich dir stelle, die du aber einen Tag lang bitte mit absoluter Ernsthaftigkeit ausprobieren solltest: Nimm dir bitte für heute, wenn es noch früh ist oder für den nächsten Tag vor, mal ganz bewusst nach allem zu schauen, was blau (rot, gelb oder welche eine Farbe auch immer du möchtest) ist. Achte überall an diesem einen Tag auf diese Farbe: in der Natur, an Menschen, Häusern, Autos, Schildern, Verpackungen, überall. Scanne sozusagen deine Umgebung nach der Farbe ab.

Am nächsten Tag wirst du etwas Verblüffendes feststellen, wenn du dich zuvor WIRKLICH auf diese Aufgabe konzentriert hast, du wirst den Beweis dafür haben, dass DU die Macht hast, deine Gedanken zu beeinflussen!

Hast du eigentlich schon mal beobachtet, in welchen Situationen du Angst hast? Es sind immer Situationen, in denen du Zeit dafür hast, oder in denen du sie in mühsamer Grübelarbeit schon mal „vorprogrammierst", indem du ihr durch bloßes „an sie denken" für später den Weg ebnest. Wenn du dich hinsetzt und lesen möchtest, in welcher Form auch immer zur Ruhe kommst, leider auch gerne genommen die Zeit vor dem Einschlafen. Die Angst kann nur mächtig werden, wenn nichts anderes wichtiger ist. Also müssen wir unseren Kopf mit Sachen beschäftigen, die ihn so sehr fordern, dass er sich nicht mit der Angst beschäftigen kann und die so wunderschön und positiv sind, dass sie bei regelmäßigem Üben sogar die negativen nach und nach überschreiben. Dieser Umgang mit der Angst schließt absolut nicht aus, dass es gut ist, die Ursachen zu finden. Aber da dies oft ein langer Weg sein kann, sollte man bis dahin nicht still stehen, sondern ihn sich erleichtern!

Ich für meinen Teil kenne jedenfalls keinen einzigen Moment, an dem ich nichts denke, du?

Dann sollte es doch zumindest etwas Schönes sein, was wir denken! Wiederholung und Üben ist auch hier die Zauberformel!

Also, bevor du dir selbst in deinem Kopfkino weiterhin einen Horrorfilm nach dem anderen zeigst, stelle das Programm mal auf etwas Lustiges oder Herzerwärmendes um. Konkret bedeutet das: entscheide dich dafür, dass du etwas verändern möchtest, und fange sofort damit an.

Du magst abends nicht grübeln?

Besorge dir Hörspiele, die du hören kannst und die dich so in ihren Bann ziehen, dass du ganz intensiv zuhörst. Wahrscheinlich wirst du nach einiger Zeit darüber einschlafen.

Du fängst an zu grübeln, wenn du den Fernseher anmachst?

Entweder du machst ihn einfach wieder aus (lebensnotwendig sind die Kisten nicht und das Programm lässt eh meist zu wünschen übrig) oder du konzentriert dich WIRKLICH darauf, genau hinzusehen! Schenke dem was du tust immer, wirklich in jedem Moment, deine komplette Aufmerksamkeit. Immer wieder so, als würdest du es zum ersten Mal tun! Mit der Zeit trainierst du so die Bereiche in deinem Kopf, die du durch die Angst unbewusst vernachlässigt hast.

one life. live it.

Es gibt dafür kein zu viel, also noch mal:

Nutze die Momente, in denen du feststellst, dass du gerade ausnahmsweise mal ganz ruhig bist oder warst. Werde dir ihrer ganz intensiv bewusst und sage dir: „Daran möchte ich mich erinnern, jetzt fühlt es sich gut an."

Diese Momente bedeuten schließlich gleichzeitig, dass an deinen Krankheitsgedanken nicht viel dran sein kann.

Mal ehrlich, wenn man schon an den normalsten Orten, z. B. im eigenen Bett dachte zu sterben, weil der Körper wieder perfekt seinen Angstablauf demonstriert hat, dann kann man doch auch alles andere machen – weil es ja eh unabhängig davon ist, wo man sich befindet.

Steige also immer häufiger aus deinem Kopfkino aus. Natürlich ist es anfangs schwer, sich in angespannten Momenten überhaupt daran zu erinnern, dass wir es in der Hand haben, wie und was wir denken, aber es wird – step by step!

Sei genau für diesen Moment dankbar.

Wofür du jetzt dankbar sein sollst? Wo dir doch schon wieder so viele Sachen einfallen, die gerade nicht schön sind?

Okay:

Spüre ohne zu kontrollieren, wie du atmest, denn du atmest, das bedeutet: du bist am LEBEN!

Vielleicht bist du auch gerade draußen oder hast zumindest das Fenster geöffnet und kannst Vögel zwitschern hören oder du spürst den Wind im Gesicht oder die Sonne auf der Haut. Hörst du vielleicht von weitem das Lachen von Kindern, oder das freudige Bellen eines Hundes, der zum Spielen auffordert? Du kannst dich entscheiden, worauf du dich konzentrieren möchtest: du hast deinen eigenen Willen!

Oder bist du drinnen und „belohnst" dich einfach, weil es dich gibt, jetzt mit einem Kaffee oder einem Tee und kannst den Geruch schon bei der Zubereitung genießen? Fakt ist: du hast diesen Luxus, dass du dir so etwas einfach zubereiten kannst!

Liest du gerade diese Wörter?
Ja, klar, blöde Frage ...
NEIN! Gar nicht blöd:
    denn es ist gar nicht selbstverständlich, dass du das tust, selbst dafür kannst du dankbar sein: du kannst lesen!
    Das unterscheidet dich von sehr vielen Menschen auf dieser Welt und bringt dich in eine vorteilhafte Position!

Außerdem warst du in der glücklichen Lage, dieses Buch entweder kaufen zu können oder es geschenkt zu bekommen.
    Und dann ist da noch die „klitzekleine" Tatsache, dass du sehen oder hören kannst.
    Grund genug, dankbar zu sein! „Ja, aber bei mir ...!"

Hör auf!!!
Du bist nicht mehr das Opfer!
Es sei denn du entscheidest dich dafür.

Dankbarkeit bedeutet ja auch nicht, dass du sofort in der Lage bist, für alle Zeiten mit dem Hadern aufzuhören, dass du nie mehr schlechte Laune haben darfst, oder dich nicht manchmal fühlen darfst, als wärst du der bemitleidenswerteste Mensch überhaupt – aber komm' dann auch wieder zu den Tatsachen zurück!

Weißt du, manchmal tut es uns Paniklern wirklich gut,

uns auf die Schippe zu nehmen

oder uns selbst mal kräftig in den Arsch zu treten!

BACK TO BASICS: Übe dich in Dankbarkeit, wann immer du kannst, und du kannst (fast) immer!

Was siehst, hörst, fühlst, riechst oder schmeckst du?

Diese Frage verleiht dir magische Kräfte, lies dazu mehr im nächsten Kapitel! Mache dir das Wissen wie dein Gehirn bevorzugt Informationen abspeichert zunutze und wähle immer häufiger und wiederholend bewusst positive Gedanken! Mit unseren Sinnen können wir andere Bewusstseinszustände erreichen, und das Wundervollste: diese Sinne, hast du immer dabei!

Denke nicht länger:

Oh, wie peinlich wenn ich versage

sondern:

Wie wird es sich wohl anfühlen,

wenn ich es geschafft habe?

Stefanie Kloß

Wieder ist es Musik, die mich zunächst berührt hat. Ihre Lieder waren in all den Jahren Teil meiner „Mutmach-Play List", immer wenn ich mich den Herausforderungen des Lebens gestellt habe. Im Stadtpark habt Ihr mir eine Auszeit für die Seele bereitet, vor allem mit der Piano-Version von „das Beste", die noch immer für Gänsehaut sorgt.

Für jemanden, der an einer Angststörung leidet, werden Situationen, die für andere (und für die Person bevor die Angst zum ständigen Begleiter wurde übrigens auch) vollkommen banal und normal sind zu einer vermeintlich kaum zu schaffenden Mutprobe. Es kostet viel Kraft, nicht den (scheinbar) bequemeren Weg des Vermeidens zu wählen. Lieder, die mich in mein selbstbewusstes Ich beamen konnten, waren deshalb mehr wert, als Ihr vielleicht erahnen könnt. So durch Musik und Wesen/Engagement berührt zu werden macht mich zutiefst dankbar und deshalb war dieser Prozess mir ein ganz, ganz besonderes Fest.

Stefanie hat in meinen Augen eine so herrlich sympathische, bodenständige und damit absolut bezaubernde Art, ihre Stimme entführt und berührt mich – und jede meiner Fasern sagt dazu „JA!".

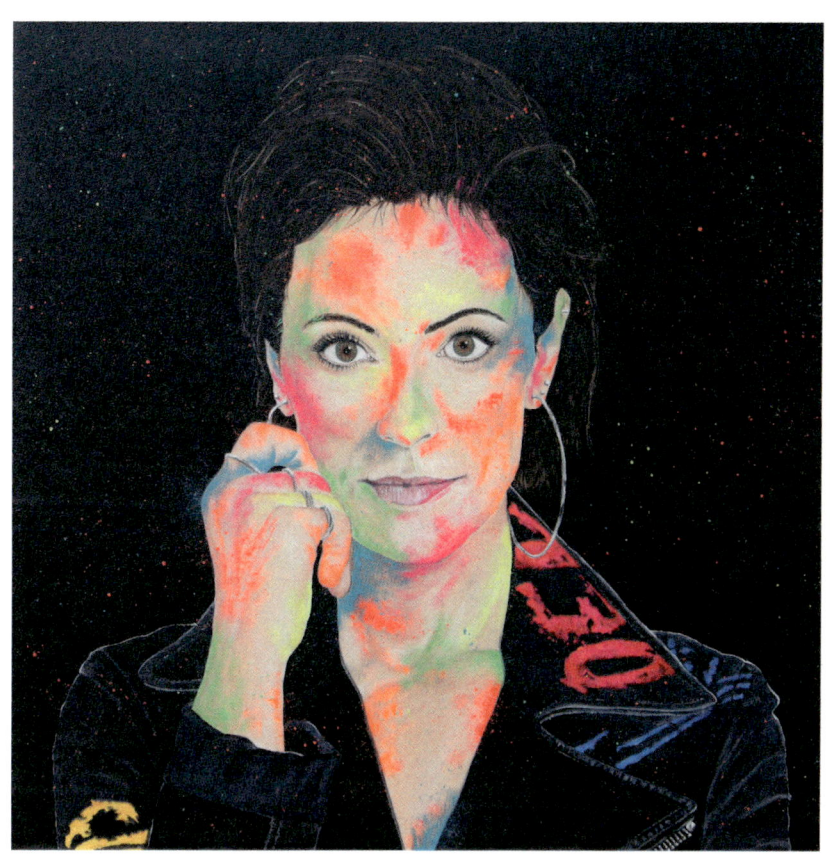

„outstanding SOUL"

100 | 100 cm
Photo Credits: Robert Grischek

6. Stell dir vor, es wird toll — nutze die Macht deiner positiven Gedanken

Du kannst dein Denken immer weiter trainieren. Und tatsächlich nach und nach die negativen Dinge überschreiben und sogar Festgezurrtes auflösen, denn sobald du immer wieder in die positive Richtung trainierst, wird dir deine innere Stimme dabei helfen – sie ist immer da für dich, höre auf sie!

Das funktioniert genau so, wie auch ein Sportler durch wiederholtes Trainieren an seinem Körper seinen Muskeln verändern kann, aber auch er muss damit immer weiter machen, wenn er seine hart erarbeiteten Muskeln so trainiert behalten möchte.

Es wird dir so manches Mal am Anfang sehr schwer fallen, schließlich gilt es auch bei deinen Gedanken einen inneren Schweinehund zu überwinden, sonst schweifen die Gedanken ohne zu fragen wieder aus Gewohnheit oder Bequemlichkeit in alte Verhaltens- oder besser Gedankenmuster ab.

Aber weißt du was?

Es gibt nur diesen einen Zeitpunkt, an dem du etwas

ändern kannst – und dieser Zeitpunkt ist IMMER genau

Jetzt!

Um etwas verändern zu können, musst du erst mal akzeptieren, was ist!

100%! Ohne Verweichlichung.

„Es ist, wie es ist." Speichere das immer wieder und akzeptiere, was du jetzt in deinem Leben hast. Unendlich über mögliche Ursachen zu grübeln, dich darüber aufzuregen, deswegen zu verzweifeln oder dagegen anzukämpfen, bringt dich keinen Schritt weiter. Im Gegenteil, es kostet dich nur Energie. Also akzeptiere, dass du Angst hast, auch wenn sich das nicht so toll anfühlt. Fang lieber an, deine freie Energie dafür einzusetzen, dass du deine Zukunft ab diesem Moment anfängst selbst zu gestalten!

Manche Autoren reden von Energien, andere schlicht von Visualisierungen, was sich aber immer wiederfindet, ist Achtsamkeit zu trainieren und das gelingt am einfachsten, wenn wir lernen unsere Welt mit allen 5 Sinnen wahrzunehmen.

Sehen. Hören. Fühlen. Riechen. Schmecken.

Wir leben in einer Zeit, in der die meisten Menschen vollkommen „verkopft" durch ihr Leben hasten und dabei treten unsere Sinneswahrnehmungen leider oft vollkommen in den Hintergrund. Das können und sollten wir ändern! Denn durch das Konzentrieren auf diese einzelnen verschiedenen Sinne, müssen wir lernen, uns ganz anders über uns und unsere äußeren Einflüsse bewusst zu werden. Wir werden dadurch nach und nach wie durch Zauberhand ruck-zuck ins „Hier und Jetzt" katapultiert. Zusätzlich können wir diesen Effekt und unsere Sinne auch noch anders „rein" gedanklich nutzen, zum Beispiel mit Traumreisen, aber dazu später mehr.

Wenn du dir ein Leben ohne Angst vorstellt, wie stellst du dir das vor?

„Endlich angstfrei!" oder „Ohne Panik!" zählt hier nicht! Such dir die Rosinen deiner Vorstellungskraft heraus und sei schon mal in Gedanken mutig.

Also noch mal: was würde der mutigste, risikofreu-digste, lebenslustigste Teil von dir gerne machen?

Erlaube dir wundervolle Phantasien! Dabei müssen dir nicht zwangsläufig Fallschirmspringen, Paragli-ding oder Apnoe-Tauchen an erster Stelle einfallen, wenn du gar nicht der Typ dafür bist, aber schau Dir doch mal genau an, was dir die blöde Angst noch so richtig vermiest.

Als du noch keine Angst hattest, warst du da liebend

gerne am Strand, während du heute überlegst, ob ein Krankenhaus in der Nähe ist?

Bist du früher gerne Auto gefahren und hast ein Gefühl der Freiheit empfunden, während du jetzt schon im Voraus über Nothaltebuchten nachdenkst?

Warst du früher ambitioniert sportlich und traust dir nun nichts mehr zu, weil du bei beschleunigtem Herzschlag gleich einen Herzinfarkt oder Schlaganfall befürchtest?
Bist du früher ausdauernd und gerne shoppen gegangen und hetzt jetzt durch die Geschäfte, um möglichst schnell wieder draußen zu sein?

Dann hast du schon die ersten Beispiele, die du für deine gedankliche Umprogrammierung nutzen kannst!

Schreibe dir auf, was dir einfällt und wenn später etwas dazu kommt, ergänze es einfach. Formuliere die Sätze in der Gegenwart, denn du kannst alles erreichen, was du willst und je entschlossener du formulierst, umso mehr „kauft es dir dein Gehirn ab".

Mal ein paar Beispiele für schöne Situationen:

Strandspaziergänge sind für mich wie ein kleiner Urlaub und machen mir viel Spaß.

Ich liebe es, mit meinem Auto zu fahren und ganz unabhängig da hin fahren zu können, wo ich gerne hin möchte.

Ich suche mir eine tolle Sportart und fange wieder an, etwas für meinen Körper zu tun.

Ich gehe sehr gerne einkaufen und schlendere durch die Läden, weil ich dabei vieles entdecken kann.

Bitte setzte die List beliebig fort.

Lass uns nun einfach deine Vorstellungskraft nutzen, denn wenn du etwas denkst, hörst du deine eigene Stimme gesprochen in deinem Kopf, probiere das ruhig mal mit irgendeinem Satz aus.

Das bedeutet, du erzählst dir selbst, wie dein Leben ohne Angst ist! Übe, wann immer du kannst.

Es bringt dir schon positive Verknüpfungen in deinem Kopf, wenn du dich Phantasien hingibst, die sich toll anfühlen und dich beflügeln und anspornen. Auf jeden Fall machen sie viel mehr Spaß als das bisherige Gegrübel!

Je genauer deine Vorstellungskraft, bzw. je genauer du dir etwas vorstellt, umso wirkungsvoller! Die Achtsamkeit, die uns zu verfolgen scheint, kommt hier also auch wieder zum Einsatz: du siehst, hörst, fühlst, riechst und schmeckst ein und dieselbe Situation sozusagen hintereinander durch.
Wenn du dir also einen Strandspaziergang vorstellen

möchtest, überlege vorher, was dir dazu zu deinen einzelnen Sinnen an Empfindungen einfällt:

sehen:

Strand, Wasser, Möwen, Kinder, andere Spaziergänger, Surfer, Fischerboote, Horizont, Wellen, Sandburgen, Sandspielzeug, Muscheln, Drachen am Himmel, Strandkörbe, ...

hören:

Wellenrauschen, das Geräusch deiner Füße im Sand oder beim Gehen, Möwengeschrei, Kinderlachen, andere Stimmen, das Rauschen des Windes, das Plätschern des Wassers wenn du mit den Füßen reingehst, das „Flippgeräusch", wenn du einen Stein auf dem Wasser hüpfen lässt, ...

fühlen:

Sand an deinen Füßen – mal trocken mal feucht, Wasser umspielt deine Zehen, die Kühle des Wassers, die Wärme der Luft, Sonne auf der Haut, deine Haare bewegen sich im Wind, jemand nimmt zärtlich deine Hand. Eine nasse Hundenase stupst dich an. Was auch immer für dich diesen Moment wunderschön macht!

riechen:

die frische Meeresluft, vielleicht ein bisschen das

Salz, wenn du dich eingecremt hast, reichst du deine Sonnencreme oder dein Parfum oder das von anderen Leuten, wenn du Muscheln aufhebst, riechen diese nach Kindheitserinnerungen, ...

schmecken:

ich schätze, bis auf einen salzigen Geschmack, wenn du etwas Wasser abbekommen hast, lassen wir diesen Punkt am Strand in deinem eigenen Interesse besser weg, oder? Aber du kannst dir natürlich ja für zwischendurch ein Picknick am Strand ausmalen, dann kannst du auch genüsslich riechen UND schmecken ;-)

Hast du zu jedem deiner Sinne einige Punkte gefunden, stelle dir vor, wie du an einem Strand ankommst und dort spazieren gehst. Ein kleiner Film, bei dem du dir nun alle Punkte vorstellst, die dir zum Sehen eingefallen sind. Anschließend machst du diesen Spaziergang, aber du „achtest" nur auf die Geräusche, die du wahrnehmen kannst. Es folgen noch die anderen Sinne, jeweils separat.

Je mehr dir zu den einzelnen Sinnen einfällt, umso genauer und bildlicher wird deine innere Geschichte und umso mehr Neuverknüpfungen erzeugst du damit in deinem Kopf. Riechen und schmecken fällt dabei übrigens vielen schwer, wenn dir dazu weniger einfällt, als zu den anderen Sinnen ist das nicht schlimm.

Es gibt die verschiedensten Ansätze, um deine Sinne einzubinden und zu nutzen, eine Möglichkeit ist die sogenannte 5, 4, 3, 2, 1 Technik: hierbei suchst du dir gezielt 5 Dinge aus, die du sehen kannst, 4 Sachen, die du hören kannst, 3 die du fühlen kannst, 2 Dinge, die du riechen kannst und zum Schluss eine Sache, die du schmecken kannst.

Ich stelle mir so eine Situation immer als „Ganzes" vor, durchwandere ein und dieselbe Situation in Gedanken. Für mich läuft innerlich für jeden Sinn zwar ein und derselbe Film ab, nur dass ich beim Abspielen jeweils nur auf **einen** meiner Sinne achte. Ich „sage" mir nicht: „Ich sehe ..." sondern ich stelle mir die Situation so genau wie irgend möglich vor und gucke mich in Gedanken tatsächlich um oder höre die Geräusche. Für mich hat es sich einfach so ergeben, es ist für mich immer „flüssiger" vom Ablauf her geworden. Es würde mich interessieren, wie es dir damit geht. Male Dir ruhig immer mehr Details aus, du kannst für verschiedene Tage verschiedene deiner Sätze benutzen und deinen Film „bauen". Wenn du diese Situation dann in der Realität erlebt hast, kannst du dir zum „Üben" einen neuen dazu suchen. Du darfst dir alles ausmalen! Bleibe aber immer positiv! Du bist mutig, du bist entspannt, du bist ruhig und du genießt deine neue wiedergewonnene Freiheit und Lebenslust! Anstatt: „Ich habe keine Angst ..." sagst du: „Ich traue mir vollkommen zu ...!"

Du wirst absolut begeistert sein, wenn dir der Strand- oder Supermarktbesuch dann tatsächlich so vor- kommt, wie in deinen Gedanken und selbst ein an- fänglich mulmiges Gefühl, den unterschätze nie die Macht der Gewohnheit, nach und nach verschwindet!

Übrigens habe ich mit dem Vorstellen von schönen Momenten nicht wieder aufgehört: heute nutze ich sie allerdings, um mir anhand dieser ausgefeilten Visualisierung so genau vorzustellen, dass ich bei meinem Kundentermin gleich direkt vor der Tür einen Parkplatz bekomme, dass ich tatsächlich schon mehrfach dieses Glück hatte. Beweisen kann ich dir diese Energien oder Kräfte nicht, aber wenn du dich darauf einlassen magst, wird dein Spektrum immer größer, du findest immer mehr heraus, dass wir so viel mehr sind. Es lohnt sich sicher, das weiter zu beobachten.

do more „oups" and have fun, dear.

Sich selbst

zu lieben

ist nicht egoistisch

sondern zwingend erforderlich.

Jasmin Tabatabei

hat meiner Meinung nach, vor allem was Konventionen angeht, einen liebens- und bewundernswerten Eigensinn.

Sie beeindruckt mich mit ihrer Kraft und Loyalität ebenso wie mit ihrem Engagement.

Außerdem gehört sie zu den Menschen, die mir persönlich einfach zurück geschrieben haben, als ich um die Erlaubnis bat, das entstandene Werk zu veröffentlichen.

Sie verströmt für mich eine Sinnlichkeit, die scheinbar greifbar ist und gehört zu den Wesen, die zutiefst bewegen, aber nicht laut sein müssen, um präsent zu sein.

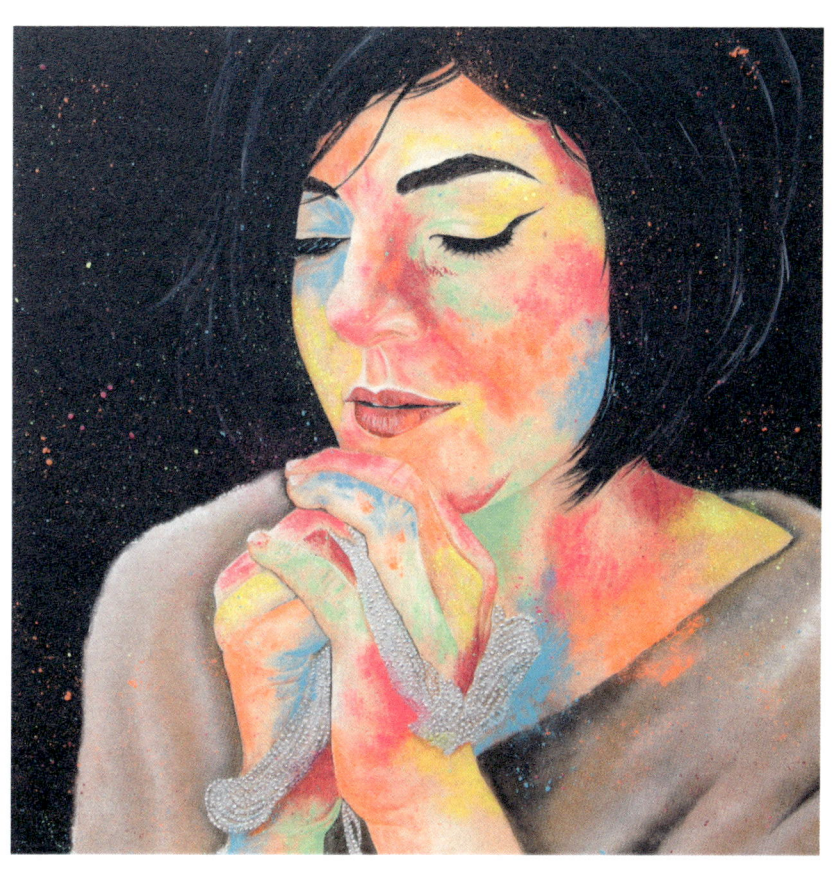

„rebellious SOUL"

80 | 80 cm
Photo Credits: Felix Broede

7. Sei mal nett zu dir ...

Eigentlich wollte ich hier einen wundervollen Text, eine berühmten Rede, die angeblich zu einem 70. Geburtstag von einer verstorbenen Berühmtheit geschrieben wurde, zitieren, aber da die Urheberrechte schwammig sind und es besser ist, sich dabei nicht auf juristisches Glatteis zu begeben, kannst du im Internet mit jeder gängigen Suchmaschine danach suchen, du findest sie quasi überall. Die Formulierung der Rede hat eine große Zärtlichkeit für mich und fasst alles wirklich schön zusammen, aber im Grunde genommen findest du die wesentlichen Punkte fast überall, wenn du dich mit den Themen Selbstakzeptanz, Selbstliebe und Achtsamkeit beschäftigst ...

Wenn wir beginnen, uns so anzunehmen und zu lieben, wie wir sind, passiert etwas ganz Zauberhaftes: wir stellen fest, dass alles im Leben für uns passiert. Das bedeutet, wenn man den Weg zu sich selbst gefunden hat, begreift man, dass es eigentlich kein richtig oder falsch gibt, es sind alles Erfahrungen, die uns lehren und daraus entsteht ein tiefes *Vertrauen* ins Leben.

Gerade für uns Panikler ist es besonders wichtig, uns anzunehmen, denn unsere Seele macht sich durch Angst und Panik bemerkbar, wenn wir nicht auf uns achten: je *authentischer* wir leben, umso besser gefällt das unserer Seele.

Oftmals versuchen wir Ziele zu erreichen, die andere definieren, die gar nicht unsere eigenen sind, wir hätten gerne ein bisschen mehr hiervon und etwas mehr davon. Wenn wir begreifen, dass das, was jetzt ist, eben genau so ok ist, wie es ist, *reifen* wir an dieser Erkenntnis ungemein.

Ein weiterer wichtiger Punkt ist, zu registrieren, wofür wir unsere kostbare Lebenszeit verwenden. Gewisse Umstände kann man nicht oder nur teilweise ändern, aber grundsätzlich gilt: entdecke wieder das Kind in dir und widme dich dem Moment und dem, was dir Freude macht, anstatt kräftezehrend hinter etwas herzurennen oder dich dafür kaputt zu schuften, was nicht einmal deiner eigenen Überzeugung entspricht. Sei also *ehrlich* mit dir.

Sobald wir es schaffen, uns so anzunehmen, wie wir sind, uns ehrlich mit unseren Lebensumständen, Wünschen und allem, was das Leben so ausmacht auseinanderzusetzen, wenn wir Energieräubern einen Strich durch die Rechnung machen, einfach, weil wir uns das wert sind, dann haben wir gelernt, *uns selbst zu lieben.*
Dabei entsteht fast wie von selbst eine *Demut* dem Leben und anderen gegenüber, denn das, was man für sich selbst beansprucht, sollte man schließlich auch genau so anderen zusprechen, oder?

Uns selbst zu lieben, bringt uns auch immer mehr dazu, den Moment zu leben, denn durch das entstandene Vertrauen in uns selbst und das Leben, kann man Erlebnisse und äußere Faktoren annehmen und jeweils in dem Augenblick bewusst entscheiden, wie man damit umgeht, ohne wieder ins Hamsterrad der Gedanken einzusteigen.

Für uns Panikler ist die Selbstliebe wie bereits gesagt enorm wichtig, unser größter Kritiker und Feind sind wir selbst. Wenn wir damit aufhören uns selbst zu bekämpfen und stattdessen auf unser *Herz* hören, öffnen sich die Türen zu einem völlig anderen, friedvollen und befreiten Leben. Erst wenn wir uns selbst lieben können, können wir auch annehmen, dass andere das auch tun und müssen uns nicht mehr vor Auseinandersetzungen oder Diskussionen ängstigen.

Die Rede ist für mich jedes Mal auf's Neue ein wundervoller Reminder, wie eine Erlaubnis. Sie bringt mich immer wieder zur Besinnung auf das Wesentliche, da für mich der rote Faden meiner Angstgeschichte viel mit mangelndem Selbstwert und der Angst, nicht liebenswert zu sein, wenn ich es anderen nicht recht mache, zu tun hat.

Mit „dem inneren Kind" hatte ich lange Zeit riesige Probleme: das war für mich irgendwie doch zu „spooky" und ging mir zu sehr in eine esoterische Richtung. Damals dachte ich ja auch noch, mit mir stimmt was nicht.

Weil ich aber immer wieder auf dieses „innere Kind" stieß, habe ich mir irgendwann einfach vorgestellt, wie ich mit meinen Kindern umgehe, wenn ihnen etwas bevorsteht, bzw. wie liebevoll ich mit ihnen umgegangen bin, vor allem als sie noch klein waren und die ersten Ängste kennenlernten.

Mit ihnen habe ich nicht geschimpft, wenn sie nicht im Dunkeln schlafen wollten, sondern ihnen liebevoll geholfen zu erkennen, dass alles in Ordnung ist. Auch in allen anderen Angstsituationen habe ich ihnen Selbstbewusstsein und Vertrauen eingeflößt. Nur mir selbst gestand ich das niemals zu und war gnadenlos: forderte und forderte und setzte mich immer mehr unter Druck.

Das Bewusstsein über mein Verhalten, meinen Kindern gegenüber ebnete mir irgendwie den Weg zu mir selbst und erleichterte mir den Zugang zu dem Gedanken, dass ein Teil von mir noch in Situationen oder Prägungen von früher „feststecken" könnte und es mir helfen kann, diese zumindest zu erkennen. Und nachdem ich sie erkannt habe, mich verdammt noch mal einfach selbst gedanklich in den Arm zu nehmen und zu beschützen.

Nach und nach verstand ich dann, wie die ganzen Zusammenhänge sind und dass meine Angst der Botschafter meiner Seele ist.

Ich hatte mich derart selbst verleumdet, dass meine Seele zu diesen drastischen Mitteln griff.

Sogar Freundschaften und Beziehungen habe ich beendet aus der Angst heraus, es nicht wert zu sein, geliebt zu werden, nicht zu genügen. Die Wahl meiner Seele, mir das durch die Angst zu zeigen, war wohl nötig, um mir das alles begreiflich zu machen.

Während der Hypnosezeit ergaben sich dann Gespräche, in denen mir KAA beim Besprechen der „aufgeploppten" Dinge einen vollkommen anderen Blickwinkel gab: Es gab tatsächlich Situationen und Menschen in meinem Leben, die diese Ängste geschürt hatten, bzw. deren Verhalten mich genau das gelehrt hatte.

Je mehr ich diese Menschen aber geliebt habe, umso mehr versuchte ich, es ihnen recht zu machen, und zog gar nicht in Erwägung, dass ich „NEIN!" zu diesem Verhalten sagen „darf". Außerdem war das Verhalten, was mich diese Begebenheiten lehrte, in Wirklichkeit nicht „mein Fehler", aber ich zog dennoch im jeweiligen Alter die falschen Schlüsse daraus.

Gerade in Beziehungen spielten meine falschen Perfektionsansprüche eine große Rolle, je intensiver meine Gefühle, desto größer mein Anspruch an mich selbst! Wenn der Druck, den ich mir machte, perfekt zu sein, zu groß wurde, verließ ich lieber, anstatt verlassen zu werden.

Aber Flucht bringt dich in Deiner Entwicklung nicht weiter! Das habe ich leider viel später gelernt – aber ich HABE es gelernt und ich kann dir sagen: Wenn ich ehrlich zurückblicke, hatte ich in den entsprechenden Situationen, in denen sich jemand mir gegenüber falsch verhielt, sehr wohl ein ungutes Gefühl oder sogar das Gefühl, dass es nicht richtig ist, dass ich so behandelt werde, aber um bloß nicht zu riskieren, diesen Menschen zu verärgern und dann zu verlieren, brachte ich meine innere Stimme immer wieder zum Schweigen.

Als ich mich selbst zu lieben begann,

habe ich endlich,

endlich Frieden mit mir geschlossen!

Dabei geholfen haben mir auch Affirmationen. Durch unterschiedlichste kostenlose Hörspiele auf gut zugänglichen Internetseiten inspiriert, habe ich mir das rausgepickt, was sich für mich gut anfühlt. Ich habe mir 30 Sätze aufgeschrieben wie:

Ich akzeptiere mich so wie ich bin.

Ich bin es wert geliebt zu werden.

Ich darf glücklich sein. usw.

Suche dir Sätze aus, von denen dein Verstand weiß, dass sie richtig sind, auch wenn du durch dein noch mangelndes Selbstwertgefühl Schwierigkeiten damit hast, diese dinge über dich zu sagen. Sie werden sich schon bald gut für dich anfühlen, je mehr du dich annehmen kannst!

Diese Sätze habe ich mir dann seit dieser Zeit jeden Abend innerlich aufgesagt.

Es hat einige Zeit gedauert, bis ich sie wirklich auswendig konnte, aber ich schiebe das immer noch auf die Stillzeit ...

Im ersten „Durchgang" sage ich sie mir alle gedanklich mit meiner Stimme hintereinander auf, als würde ich sie ablesen. Anschließend folgte noch ein Durchgang, in dem ich mir jeden einzelnen Satz in drei Varianten „aufsagte" oder „vorstellte":

1. mit normaler Betonung „gesprochen", als würde ich den Satz gerade ablesen.

2. stellte ich mir vor, wie ich diesen Satz schreibe: wie fühlt sich der Stift in meiner Hand an? Wie ist der Druck aufs Papier? Welchen Schwung macht meine Hand? Wie sieht er fertig geschrieben aus?

3. flüsterte ich mir den Satz zu.

Diese drei Varianten mit allen 30 Sätzen haben sich zusätzlich innerhalb kürzester Zeit als „Schlafmittel" erwiesen, denn anstatt wie sonst beim zur Ruhe kommen, noch mal anspannungstechnisch

169

richtig hochzufahren, hatte mein Kopf nun etwas Sinnvolles zu tun.

Deshalb habe ich damit auch nicht mehr aufgehört – es ist ein liebgewonnenes Ritual geworden und ich sehe es wie bei dem bereits erwähnten Vergleich mit dem Sportler, der einfach weiter Sport macht, damit die erarbeiteten Muskeln nicht wieder verkümmern. Du kannst hier im Idealfall also zwei Fliegen mit einer Klappe schlagen: 1. positive Verknüpfungen in deinem Kopf erstellen und abspeichern und 2. die beruhigende Wirkung mit der Zeit als Einschlafhilfe nutzen.

Zusätzlich baust du mit den verschiedenen „innerlichen Wiedergabeformen", bei denen es dir natürlich vollkommen frei steht, deine eigenen Varianten zu entwickeln, erneut das Thema Achtsamkeit ein: fühle mal drüber nach.

Du bist es wert

geliebt zu werden –

du darfst darauf vertrauen

und einfach glücklich sein !

Sandra Quadflieg

begeistert mich ebenfalls mit ihrer Offenheit und Direktheit, sie zeigt immer wieder viele ihrer Facetten und engagiert sich in vielfacher Hinsicht so unglaublich für andere.

Für mich eine unheimlich starke Frau, die dennoch nicht abgehoben ist, ihren Weg bewusst geht, dabei aber niemals ihre Wurzeln oder ihre Werte vergisst.

Sie könnte sich auf ihr Engagement etwas einbilden und die Diva geben, aber weit gefehlt, diese schöne Seele lässt uns auch heute noch teilhaben mit ihrer aufrichtigen Freude darüber, wenn über ihr Engagement berichtet wird, und zeigt uns, dass große Menschen keine unnahbaren Wesen sein müssen, im Gegenteil.

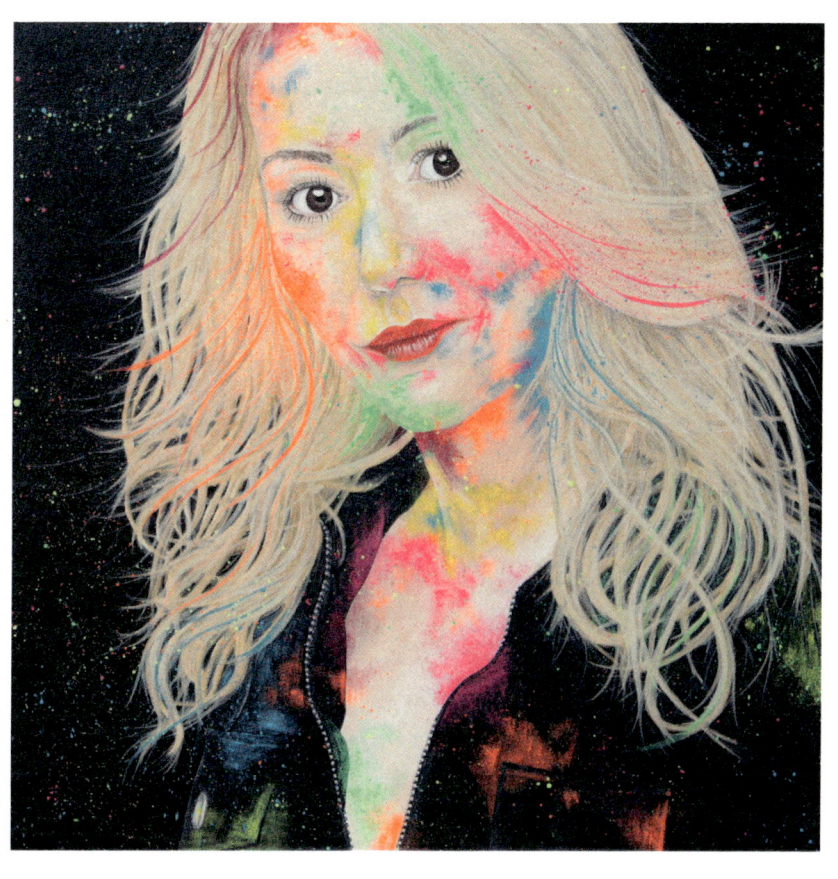

„sparkling SOUL"

80 | 80 cm
Inspiration | Photo Credits: Oliver Reetz

8. Male!
oder such dir eine andere Beschäftigung

„Ich kann nicht malen!" wie oft ich diesen Satz wohl schon gehört habe! Darum geht es nicht, man muss ja kein Picassos oder Kandinsky werden. Aber malen ist für viele Menschen eine Auszeit für die Seele. Manchmal tut nur der Ortswechsel schon gut, es ist wie ein Ausbruch aus dem Alltag, aber auch zu Hause kannst du dir den Raum und die Zeit dafür schaffen.

Sich einzulassen auf einen völlig neuen Prozess, fordert deine festgefahrenen Datenwege schon mal heraus! Das Erfühlen der Farben in dir (je nach Stimmung fallen uns gedanklich unterschiedliche Farben ein, wenn wir uns beispielsweise ein wunderschönes Herz vorstellen, das wir anmalen dürfen und überlegen sollen, welche Farbe wir ihm geben.) und das „matschen und spielen" auf der Leinwand erinnert uns an unsere Kindheit, und zwar bevor uns eingebläut wurde, dass wir uns nicht die Hände schmutzig machen sollen oder dass etwas unbedingt einen Sinn ergeben muss.

Hast du in der Schule früher auch nebenbei auf deinem Block die Kästchen ausgemalt oder gerade heute in einem Meeting auf dem Rand deiner Unterlagen rumgekritzelt? Dann weißt du eigentlich schon wie dieses „Abtauchen" aus der Realität und dem Stress funktioniert.

Wenn du keine Möglichkeit in der Nähe hast, oder nicht unter Leute gehen magst: Es gibt wunderschöne Ausmalbücher, besonders viele mit zauberhaften Mandalas, die du gleichzeitig auch als Einstieg in die Meditation nutzen kannst:

Denn das Gestalten von Mandalas wirkt auf mehreren Ebenen. Es entschleunigt und entspannt. Wie beim Kritzeln auf dem Block verlierst du dich im Idealfall bereits nach kurzer Zeit in dem systematischen Ausmalen der unterschiedlichen Muster. Und das mit Farben, die dir eben in diesem Moment in den Sinn kommen.

Der Symbolik der Mandalas wird zusätzlich eine große Kraft / Stärke zugesprochen. Ich kann in meiner Malschule mit von mir gestalteten Mandalas beobachten, welche entschleunigende und erdende Wirkung sie haben. Für mich war das „Erfinden" solcher Muster bereits eine schöne Tätigkeit. Sie entstand aus dem Wunsch, für einige meiner Malschüler ein extra auf sie abgestimmtes Mandala zu kreieren.

Du kannst natürlich auch selber zu einem leeren Blatt Papier greifen und, vielleicht inspiriert durch das Internet oder von einem Buch, deine eigenen Mandalas entwerfen.

Durch das ewig Fließende des Mandalas, der Kreise und Zusammenführungen, kommen eventuell sogar stockende, innere Prozesse ins Fließen. Sogar Blockaden können dabei aufgelöst werden.

Es geht hierbei nicht primär um das Malen (natürlich kann ich das von ganzem Herzen empfehlen) sondern darum, eine Tätigkeit zu finden, in der die lähmenden und lärmenden Gedanken in deinem Kopf mal eine Weile Ruhe geben, weil du einfach zu beschäftigt bist. Dabei ist es egal ob es Gartenarbeit, stricken, Handwerken, lesen, oder, etwas anderes ist. Selbst wenn du am Anfang angespannt und verkrampft bist, versuche es einfach immer wieder und versuch dir mal zu sagen: „Es ist okay, wenn die Angst dabei ist, aber ich mache es trotzdem!" Denn, erinnere dich: „Sie bringt mich nicht um!"

Wie oft habe ich in den Jahren zu meinem Mann gesagt: „Ich geh' mal eben wieder Fallschirmspringen!"

Für mich war das ein passender Vergleich, denn es war immer besser für mich, mich trotz allem selbst zu belächeln.

Oftmals habe ich zittrig mit einer Tätigkeit angefangen, z. B. Unkraut zu zupfen, ein Zimmer zu streichen oder etwas zu bauen – innerlich schimpfend und zeternd im innerlichen Dialog mit mir selbst:

„Das kann ja wohl nicht wahr sein. Du streichst hier nur ein Zimmer und denkst, du wirst gleich ohnmächtig? Wie oft ist das in den letzten Jahren denn tatsächlich passiert, hm? Kein einziges Mal." – „Ja, aber diesmal ..."!

Aber irgendwann kam (fast) immer der Punkt, an dem ich in dieser Tätigkeit „versunken" bin ohne es zu merken. Ich habe mir so gewünscht, diesen Punkt, an dem das passiert zu bemerken und dann wissentlich herbeiführen zu können, aber das ist mir (damals noch) nicht gelungen.

Dafür musste ich noch viel besser zu mir selber sein, aber es tat sooo gut, eine Auszeit von diesem Gedankengefängnis zu haben! Deshalb habe ich auch immer alles gemacht, egal wie sehr ich mich anfangs in den Allerwertesten treten musste.

Innerlich wusste ich: egal wie schwer es wird, ich versuche es! Im Idealfall hatte ich eine Auszeit ab einem gewissen Punkt, den ich (noch) nicht selbst steuern konnte, ansonsten hatte ich wenigstens etwas geschafft.

Vergiss nicht, dass es viele Gefühle gibt. Angst ist nur eines davon! Wir haben nun mal nicht nur schöne Emotionen. Demnach gehören sie alle zum „Gesamtpaket!"

Du bist so viel mehr, als deine Angst!

Wäre alles immer nur toll, würde sich eine Routine einstellen, dass wir es gar nicht mehr zu schätzen wissen. Wenn es geregnet hat, freuen wir uns über die anschließende Sonne. Haben wir eine stressige Woche hinter uns, genießen wir den Strandbesuch am Wochenende umso mehr. Gefühle würzen unser Leben!

WIR geben mit unseren Empfindungen Dingen eine Bewertung: manche mögen die Hitze im Sommer, andere meckern. Ein und dieselbe Situation aber verschiedene Einschätzungen.

Änderst du dein Denken, deine Bewertung zu etwas, ändert sich die gesamte Situation!

Ich weiß, dass das ein sehr harter Weg ist! Es sagt sich so leicht, denkst du wohl, aber ich weiß sehr wohl, dass, wenn man noch tief drin steckt, es einem fast unmöglich erscheint. Ich kann nur immer wieder sagen: du machst nichts falsch, solange du es immer wieder versuchst!

Aufgeben kommt einfach nicht in Frage!

Verwechsele dabei nicht Kampf mit Sturheit: du darfst innerlich insofern „kapitulieren", als dass du dich deiner Angst vollkommen hingibst. Nimm sie an. Sage dir: „Ok, ich gebe auf, dann habe ich eben Angst." Doch du solltest es nicht nur sagen, sondern wirklich meinen. Gib den Kampf auf, lass den Gedanken los, du müsstest ohne Angst sein. Alles wird sich fügen!

Irgendwann merkst du es zum ersten Mal und dann immer häufiger, dass du tatsächlich die Macht hast!

Somit können wir wirklich unsere Empfindungen

durch bewusstes Entscheiden für das, was wir denken und wie wir es denken, verändern.

DU kannst das! Also:

Zeit für einen Mutausbruch!

Stefanie Heinzmann

Nicht nur eines ihrer aktuellen Lieder darüber, was sie ihrer Tochter mit auf den Weg geben würde, berührt mich bis ins Mark. Von dem Lied kann ich allerdings jedes Wort unterschreiben, denn meinen Kindern sowohl die nötigen Wurzeln als auch Flügel zu geben ist mein größter Wunsch und Antrieb. Aber auch in anderen Liedern trifft sie Punkte, die wohl jeder kennt aber nicht jeder ausspricht.

Für mich ist sie eine hinreißende, fröhliche Frau und Künstlerin, die vor ernsten Themen nicht zurückschreckt – ihre Musik wächst mit ihr, wie meine Bilder mit mir oder jeweils umgekehrt.

Es freut mich unheimlich, dass sie Teil meiner Serie ist, denn sie fordert uns auf, mit unseren Schatten zu tanzen und uns ins Leben zu verlieben.

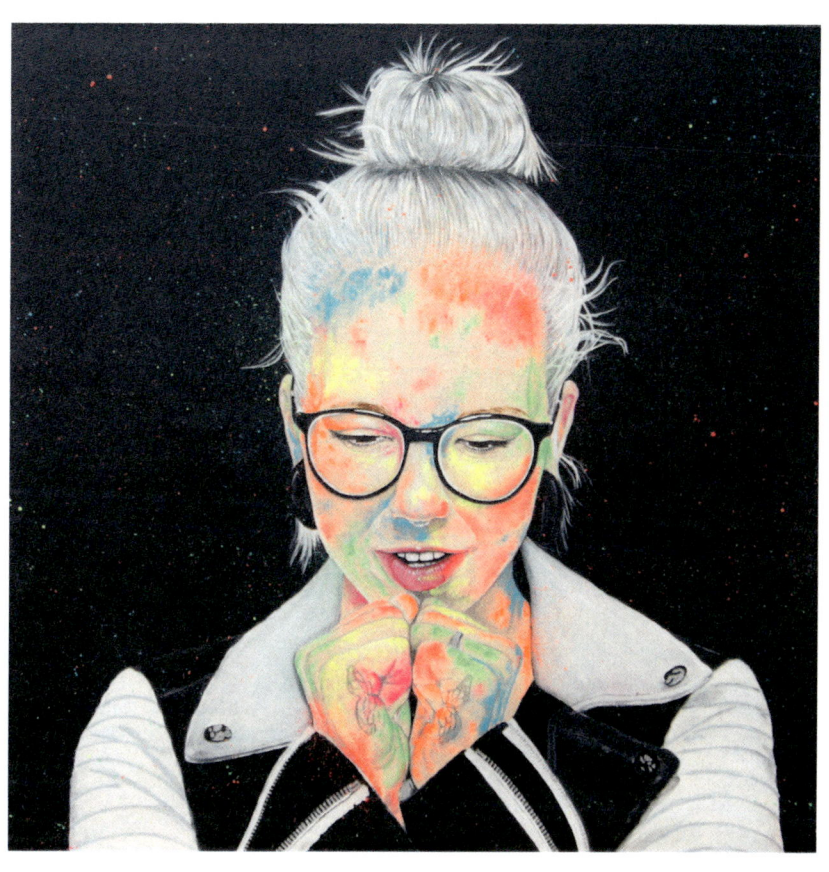

„flashing SOUL"

100 | 100 cm
Inspiration | Photo Credits: Kunstverlust

9. Daily — teaser ;-)

Du kannst dich ganz einfach und schnell selbst austricksen, oder besser gesagt, dein Gehirn.

Hier kommt eine klitzekleine Anleitung zum „ruckzuck"-glücklicher sein:

Erwiesenermaßen können wir unser Gehirn manipulieren. Das funktioniert wunderbar mit einem „falschen" Lächeln! Jeden Morgen, bevor ich die Augen öffne, sage ich mir mindestens eine Sache, für die ich absolut dankbar bin. Wenn ich dann ins Bad gehe und in den Spiegel schaue, schenke ich mir mittlerweile aus tiefstem Herzen ein Lächeln.

Ein richtig breites, andauerndes Lächeln.

Egal, ob ich guter oder schlechter Stimmung bin, müde oder eh schon fröhlich, ich lächle mich an und sage mir: „Schön, dass du da bist. Du bist stärker, als du selbst denkst. Du bist es wert! Mach dir den Tag so schön, wie du ihn haben möchtest!"

Das funktioniert nicht nur ein Mal. Nutze es, wann immer dir danach ist! Auch oder gerade, wenn dir eine Situation bevorsteht oder du eine Situation gemeistert hast, die dir bevorstand: lächele dich selbst an und strecke den Arm wie ein Sportler in die Luft, der seine Trophäe in die Höhe hebt, oder mache die typische Siegerfaust. Dazu noch ein kräftiges: „YESSSS!!!" Das tut richtig gut!

Am Anfang kommt man sich dabei albern vor, aber das wird weniger, weil du auch merken wirst, dass es sich viel besser anfühlt, wenn du dich liebevoll um dich kümmerst, als wenn du immer nur mit dir meckerst! Dennoch ist es empfehlenswert, diese Übungen unter Ausschluss der Öffentlichkeit zu machen, also nicht unbedingt, wenn du noch an der Kasse stehst und gerade bezahlt hast, sonst denken andere vielleicht wirklich, du hast einen an der Marmel, aber innerlich geht das sofort (Visualisierung, you remember?) oder eben anschließend für dich im Auto oder zu Hause!

Je mehr du solche Situationen in deinen Alltag einbaust, dir also wirklich wohl gesonnen bist, dich anlächelst, dich lobst und stärkst, umso mehr muss dein Kopf annehmen, da scheint es ja einen Grund für gute Laune zu geben, dann schütte ich mal die entsprechenden Hormone aus.

Pinne dir Post-its mit schönen Sprüchen an eine Pinnwand, oder erstelle dir deine eigene „Zukunftswand". Das machst du am besten, indem du dir Dinge aufschreibst, aufmalst, ausschneidest, ausdruckst oder was auch immer und sie dort versammelst, um dich daran zu erinnern, worauf du gespannt bist und voller Vorfreude!

Erinnere dich an Träume, die du mal hattest, überlege dir, ob es immer noch deine Träume sind oder ob es nun andere Dinge gibt, die du dir wünscht. Alles, von dem du weißt, dass es dir gut tut oder früher gut getan hat: probiere es aus, spiele mit deinen jeweiligen Möglichkeiten.

Wenn es früher z. B. ein Besuch in einem Wellnessbereich war, der dir heute aufgrund deiner gefangenen Situation noch unheimlich ist: nimm' dir die Zeit für dich trotzdem. Mache dir deinen Wellnessbereich zu Hause. Und ja, das geht inzwischen auch für Männer, hauptsächlich geht es ja auch mehr um das Prinzip des „sich selbst gut tun"! Was das sein könnte, findest du sicher raus. Ein alter Film, den du fast vergessen hattest? Wo ist eigentlich das Fotoalbum aus der Zeit, als du noch so richtig frei warst? Hol dir dieses Gefühl ruhig durch Erinnerungen zurück, sie sind etwas Wundervolles! Lass dich darauf ein, dein starkes ICH wieder für einen Moment zu spüren, es ist nämlich immer noch da! Im Moment findest du dich nicht stark? Sondern unfähig oder „nicht normal"? Du bist vollkommen in Ordnung, genauso, wie du bist! Auch mit deiner Angst bist du vollkommen in Ordnung! Aber schöner für dich wird es, wenn du dir wieder mehr zutraust, und das kannst du üben! Das muss dich auch überhaupt nicht traurig stimmen, im Gegenteil, du wirst dir gerade ganz vieler Möglichkeiten bewusst! Du sollst nur nicht in der Vergangenheit steckenbleiben.

Deine Gedanken sind so frei, wie du sie lässt, nutze deine Möglichkeiten, sie mit dem neuen Wissen bewusst zu steuern und endlich FÜR DICH zu trainieren! Mach deinen Kopf zu deinem Verbündeten, wenn er sich anfangs noch etwas dusselig anstellt, verzeih' ihm, er muss auch üben!

Wenn du anfängst,

liebevoller mit Dir selbst umzugehen,

öffnen sich dir Türen,

von denen du nicht mal wusstest,

dass sie da und geschlossen waren ...

Jenny Jürgens

redet nicht nur, sondern macht und packt an. Trotz ihrer eigenen, in meinen Augen, nicht immer leichten, Geschichte setzt sie sich für andere ein und verliert die Bodenhaftung dabei nie. Sie setzt sich gegen Altersarmut ein, hat dafür sogar ihr „Herzwerk" gegründet.

Offen hat sie über Schwierigkeiten ihres Lebens gesprochen und wie sehr sie dadurch gewachsen ist.

Ich finde, das sieht man, das lebt sie, das ist in aller Form hinreißend.

Sie scheint angekommen, im Leben, bei sich und sprüht für mich vor Lebensenergie und Stärke.

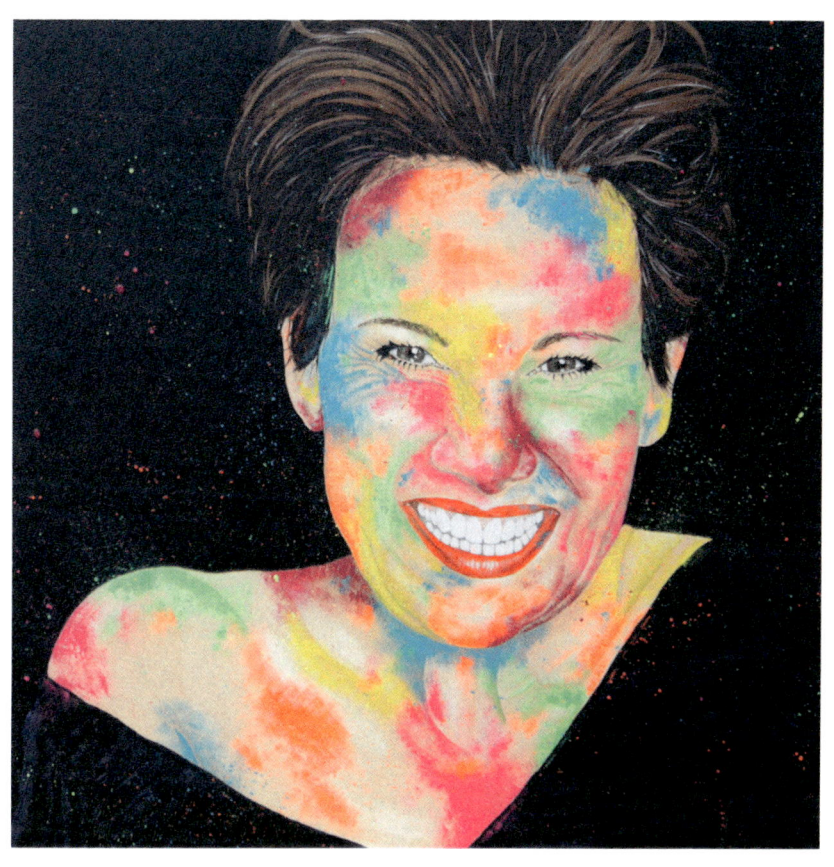

„completed SOUL"

80 | 80 cm
Inspiration | Photo Credits: Max Colin Heydenreich

10. Bei dir ank OMM en Achtsamkeitsmeditation

Um zu meditieren, musst du weder gläubig noch besonders spirituell sein. Du musst auch nicht komplett nachhaltig leben, und dein Gemüse selber ziehen, sondern offen dafür sein, dir und deinem Geist etwas Gutes zu tun. Erinnerst du dich an das letzte Mal, bei dem deine Gedanken bei einem Meeting, Treffen oder beim Fernsehen abschweiften, du nur noch „vor dich hingestarrt hast"? „Träumerle" nannte meine Mutter mich in solchen Momenten und es ist für mich auch schon so was Ähnliches, wie meditieren, wir geben uns dann einfach dem Augenblick hin.

Tagträume nennen viele diesen Moment und es ist wunderschön! Wie bei so vielem, was uns mühsam abtrainiert wurde oder was wir uns selbst beim „Erwachsen werden" untersagt haben, finden wir dann später heraus, dass wir uns eine dicke Scheibe von unseren Kindern abschneiden können: sie zeigen uns mit kindlicher Naivität, wie wenig es bedarf, um zu lachen, sich zu freuen oder glücklich zu sein.

Aber die gute Nachricht ist: all das, was du vermisst, ist noch in dir und du kannst vieles einfach wieder zulassen. Als Kinder „nehmen" wir uns diese

Momente viel häufiger, einfach so! Als verkopfter, gestresster Erwachsener müssen wir uns nun zunächst daran erinnern. Dann können wir es uns aber bewusst „zurückholen.“

Für mich geht es bei Meditation darum, zur Ruhe zu kommen, gelassen zu sein, Stille genießen zu können und achtsam zu sein – so gut und dicht es geht bei mir zu sein.

Und für Anfänger wichtig: Meditation muss auch nicht zwangsläufig still sein, definiere sie für dich selbst.

Bei sich und achtsam sein, das sind sowieso die Eigenschaften, die es immer, immer wieder zu trainieren gilt: wenn du ganz bei dir bist, ganz achtsam wahrnimmst, und deine Sinne bewusst einsetzt, um zu sehen, hören, fühlen, riechen und schmecken was WIRKLICH IST, dann bist du im richtigen Moment, nämlich JETZT.

Und was passiert, wenn du im jetzt bist?

Richtig: du hast keine Angst!

Deine Angst ist immer ein Gedankenkonstrukt aus falsch abgespeicherten Informationen, das dir irgendeinen Mist vorgaukelt, der in der Zukunft stattfinden könnte.

Ich weiß, wenn du gerade sehr angespannt bist oder wenn man in einer Attacke drin steckt, hilft uns dieses wertvolle Wissen nicht. Wirklich nicht? Doch: aber du musst es immer und immer wieder in deinem Kopf verankern, dann greift dein Gehirn eines Tages auch in stressigen Situationen auf so etwas Schönes zurück ...

Denke immer daran,

dass es nur eine richtige Zeit gibt:

heute, hier, jetzt!

Leo Tolstoi

Anfangs habe ich mich sehr schwer mit diesem „meditieren" getan: mich hinzusetzen, auch noch still sitzen zu bleiben, die Augen zu schließen ... Ooooh, da drehte sich schon wieder ganz schnell alles, mein Herz fing an schneller zu schlagen und im selben Moment kritisierte und meckerte ich wieder an mir rum, weil ich es noch nicht mal hinbekam, mich ruhig hinzusetzen, wo alle anderen doch so davon schwärmten. Aber ohje, ich kippe bestimmt gleich um und an ruhig atmen ist schon mal gar nicht zu denken ... no way.

Bis ich – wie immer – an den Punkt kam, wo ich endlich ehrlich zu mir war und mir gedacht habe:

es ist ok, so funktioniert es halt für die anderen, aber für mich nicht: ich muss einen anderen Weg zu meditieren finden.

Manche Meditations-Formen arbeiten tatsächlich mit Phantasie und Visualisierungen. Dabei musst du nicht das Rad neu erfinden, es gibt ganz zauberhafte Anleitungen für sogenannte „Traumreisen". Klick dich mal bei diversen bekannten oder auch unbekannten Anbietern im Internet rein, es gibt dort viele kostenlose Angebote, mit ihrer Hilfe kannst du mit der Zeit immer mehr zur Ruhe kommen.

Achte darauf, dass dir die Stimme gefällt und die eventuelle Hintergrundmusik. Wenn du am Anfang noch nicht deine Augen schließen magst, suche dir vielleicht etwas aus, wo während der Traumreise schönen Bilder gezeigt werden. Wenn du mit dem Ganzen etwas vertrauter bist und es sich für dich gut anfühlt, weil du nach mehreren Wiederholungen merkst: mein Körper spielt gar nicht mehr so verrückt wie am Anfang, ich lebe noch, dann ist es ihm wohl zu langweilig oder positiv vertraut geworden. Vielleicht kannst du jetzt auch die Augen schließen, wenn du das möchtest. Das ist aber nicht notwendig, wie vorhin beschrieben: beim Tagträumen haben wir auch die Augen offen und dennoch ist unser Blick nach innen gerichtet! Lass dich in die Traumreise entführen.
Sobald du zum ersten Mal feststellst, dass du gerade ganz entspannt bist, hast du es geschafft, dich so sehr auf etwas Neues einzulassen, dass deine

Gedanken nicht im Teufelskreis rotierten. Auch wenn du dich vielleicht in dem Moment des Feststellens selbst aus der Meditation heraus reißt. Aber das ist nicht schlimm, denn bis dahin warst du es.

Und *simsalabim*, du kannst meditieren! ☺

Nun kannst du das Ganze – Stück für Stück – für dich so gestalten, wie es sich richtig und gut anfühlt! Setze dich niemals unter Druck, es gibt dabei kein richtig und kein falsch, falsch kann höchstens sein, wenn dir jemand erzählen will, dass meditieren nur mit der entsprechenden Atmung geht. Quatsch – was nützt dir denn eine gequälte Zeitspanne, in der du denkst zu ersticken? NIX.

Erwähnte ich bereits, dass es mir sehr schwer fiel zu meditieren? Am schwersten fiel es mir, wenn ich mir vornahm nach Vorgabe zu meditieren, oder mir jemand sagte, wie ich zu atmen habe – schwupps war ich gedanklich nur noch auf meinen Atem fokussiert, aber im negativen Sinne – war ich doch anscheinend die Einzige, die nicht einmal „normal" atmen kann, wie andere auch.

Nachdem ich all diese „Regeln" in den Wind geschossen hatte und mich dem Thema über die Traumreisen und andere Formen der für mich prima funktionierenden Achtsamkeitsmeditationen näherte, bekam ich eine Ahnung davon, wie entspannend das tatsächlich sein könnte. Nachdem ich einige Zeit bereits beim Yoga war, habe ich mich getraut, mein „Atemproblem" zu schildern. Seitdem sagt meine Yoga-Lehrerin nicht nur bei den Flows oder Asanas: „Finde deinen eigenen Rhythmus!", sondern auch bei der Schlussmeditation – seitdem klappt's auch mit dem Atmen.

Druck weg – Weg offen für Neues!

Wenn dir damit auch der Einstieg gelingt, kannst du, wenn du möchtest, auch hier wieder deinen Kopf einbinden, um das Umprogrammieren deiner grauen Zellen zusätzlich zu fördern: Dann „baust du dir deine Traumreise" – ähnlich wie beim Kopfkino – selbst.

Wahrscheinlich ist es auch hier effektiver, die einzelnen Sinne zu trennen, aber das musst du für dich selbst entscheiden.

Ganz wichtig im Zusammenhang mit dem Oberbegriff mit Meditation ist für mich persönlich: Alles kann, nichts muss.

Probiere es einfach aus, DU wirst spüren, ob es etwas für dich ist:

Stelle dir einen für dich wunderschönen, beruhigenden, geborgenen Ort vor. Es mag sein, dass es diesen Ort für dich noch nicht gibt. Vielleicht weil du dauerangespannt bist, und schon gefühlt überall von der Panik überrannt wurdest – das kenne ich auch. Wenn das so ist, dann helfe ich dir und gebe dir Beispiele vor! Also: wenn dich das jetzt noch überfordert, weil dir partout kein Ort einfällt, an dem du dich geborgen fühlst, dann stelle dir einen Strand vor. Denn der ist grundsätzlich für viele Menschen wohltuend und Frieden schenkend: durch die sanften Wellengeräusche, dem Wind auf deiner Haut, dem Gefühl beim Zehen eingraben im Sand. Es gibt keine Regeln, wie dieser Ort für dich aussehen sollte – vielleicht ist es auch ein Wald, vielleicht eine große Blumenwiese oder vielleicht ist es für dich ein Einkaufszentrum, wo du dich gut fühlen würdest. Urteile nicht über den intuitiv gewählten Raum, den sich dein Unterbewusstsein wünscht.

Spaziere nun in diesen Ort hinein, indem du immer mehr Details an deinem Weg gestaltest – ACHTSAMKEIT! Nutze deine verschiedenen Sinne und sei der Regisseur deines eigenen Films. Gehe, schlendere, laufe, hüpfe oder bleibe stehen und staune, wenn deine Vorstellungswelt detailreich genug geworden ist. Bau dir dein eigenes Paradies. Wenn du „genug hast", gönn dir noch so lange dort, wie es dir gut tut, um „nachzuspüren": fühlte sich alles gut an? Hast du irgendwo ein ungutes Gefühl gehabt? Möchtest du das nächste Mal anders sitzen, liegen oder stehen? Es ist DEINE Auszeit, deine Entscheidung, wie du sie gestalten möchtest.

Übe atmen!

ohne dich unter Druck zu setzen.

Wie ich schon sagte, bin ich die erste, die wenn sie darauf achten soll, denkt, sie atmet sogar falsch. Das ist Quatsch! Deine innere Stimme redet mit dir! Ok, manchmal ist es ein ganz leises Flüstern, aber du kannst fühlen, was dir gut tut und was nicht, oder es erlernen. Die folgende Atemübung habe ich im Yoga-Unterricht gelernt und weil ich sie in meinem eigenen Rhythmus machen „durfte", konnte es sich auch gar nicht falsch anfühlen. Lies den Text zunächst durch und probiere es dann aus, sonst wird das nichts:

1. Schließe deine Augen. (Gib nicht auf, wenn du das nicht magst, dann machst du es wie bei der Traumreise mit offenen Augen. Irgendwann wird die Sicherheit kommen, dass du die Augen schließen möchtest, oder eben nicht, ok?)

2. Lege eine Hand auf deinen Bauch und eine auf Dein Herz (es ist egal, welche du wohin legst, ich bin Linkshänder und mache meistens intuitiv alles genau anders herum, als die meisten – deshalb „versaue" ich aber keine Atemübung o. Ä.), so spürst du, wie dein Herzschlag geht (es ist egal, wie schnell) und wie sich dein Bauch bei der Atmung hebt und senkt. (Tut er das nicht, dann atmest du gerade „weiter oben", versuch dann bewusst so einzuatmen, dass du eine Bewegung deines Bauches dabei spüren kannst.) Ist es dir unangenehm, deine Hand auf deinem Herzen zu haben, weil es gerade wieder rast, dann lass sie einfach seitlich liegen.)

3. Beobachte einfach, wie dein Körper von sich aus ein- und ausatmet …

4. Sobald du dich dabei wohl fühlst, denke oder sage beim Einatmen „SO" [also eher „Soooooo"] und beim Ausatmen „Ham" [„Hammmmm"]. Das bedeutet „Ich bin." Und ist ein kraftvolles Mantra. Vielleicht reicht dir diese Info schon.

Für alle, die mehr wollen:

[3] [...] „Soham" ist ein Mantra, Soham heißt: „Ich bin Das". „Aham" heißt: ich bin, „Sa" heißt: „Das", „Sa Aham" wird zu „Soham".

„Soham" – „Ich bin das". Was das heißt „ich bin das"? Soham heißt, ich bin nicht nur der Körper, ich bin nicht nur die Seele, ich bin nicht die Empfindungen, ich bin nicht die Person, ich bin nicht die Talente. Was also bin ich? Fest steht, ich bin. Wenn du überlegst: „Bin ich der Körper?", dann weißt du: „Ich kann den Körper beobachten.". Der Körper verändert sich, aber ich bleibe gleich. Ich kann nicht nur der Körper sein.

Wenn ich schlafe oder träume, ist auch etwas da, auch wenn kein Körperbewusstsein da ist. Soham – Ich bin das. Ich bin das, was nicht zu beschreiben ist. So wie Descartes schon gesagt haben soll: „Cogito ergo sum. Ich denke, also bin ich."

Soham ist auch der Klang deines Atems: Beim Einatmen sagt der Atem So – DAS. Beim Ausatmen sagt der Atem Ham – ich bin. Mit jedem Atemzug sagst du also bewusst oder unbewusst: Ich bin das.

Du bist wundervoll!

(… wenn du hierher „gehüpft" bist, kannst du jetzt wieder zu Seite 126 zurückkehren.)

Meditation bedeutet eben nicht zwangsläufig, still und mit geschlossenen Augen auf einem Kissen sitzen und sofort in eine Erleuchtungsphase einzutauchen. Es ist ein Probieren, was für dich gut ist. Dass das gar nicht so einfach ist, davon kann ich ein Lied singen, schließlich muss ich mit Ü40 lernen, in ALLEN Lebensbereichen herauszufinden, was ICH denn wirklich mag und was MIR wirklich gut tut.

Ich praktiziere Meditation in den unterschiedlichsten, aber absolut alltagstauglichen Arten: alles, was du in Ruhe und vollem Bewusstsein, also achtsam tust, eignet sich grundsätzlich schon mal als Meditation.

Ob das ein Spaziergang ist, bei dem du versuchst wie ein Kind alles so wahrzunehmen, als würdest du es tatsächlich das allererste Mal sehen, hören, fühlen, riechen und schmecken. Aufgaben, die du im Alltag gewohnheitsbedingt einfach „abspulst" kannst du im Rhythmus oder allein durch deine Achtsamkeit neu entdecken. (Mir ist es allerdings leider bisher nicht gelungen, die kindliche Euphorie zurückzuholen, die mich überkam, als ich die ersten Male etwas bügeln „durfte", aber irgendwas ist ja immer …)

Unterm Strich kommt immer wieder raus:

du entscheidest über deine Gedanken, es ist am Anfang sehr schwer, du bist es einfach gewohnt, in die negative Richtung abzuschweifen, gib nicht auf, das geht nicht nur dir so. Wir Panikler brauchen Zeit, um aus diesem Gedankengefängnis heraus zu kommen. Das wird sich wirklich mit der Zeit verändern! Mal spürst du kleine Erfolge, dann kommt vielleicht wieder ein Rückschlag, aber selbst wenn sich das ganz beschissen anfühlt, die positiven Erfahrungen vorher sind deswegen nicht weg und es wird dir immer schneller gelingen, dir das bewusst zu machen und dann kommt irgendwann auf einmal ein richtig großer Schritt für dich, dann ist es gespeichert, dann hast DU es geschafft, dir selbst wieder zu vertrauen!

Gesine Cukrowski

ist für mich auch so eine Wahnsinnsfrau, die anpackt und ihre Position nutzt, um etwas zu bewegen, nein, viel zu bewegen und Bewusstsein schafft, aufklärt.

Sie hat mich gelehrt, meine morgendliche Dusche noch mehr als ohnehin schon zu schätzen zu wissen und mir geht das Herz auf, bei ihrer Art, mit Menschen umzugehen.

Sie sagte mal ganz knapp, dass sie hilft, wenn jemand Hilfe braucht. Das sagt zwar einerseits viel über sie aus und ist zutreffend, für mich ist es aber dennoch zu wenig.

In meinen Augen ist sie jemand, der diese Welt wirklich verändert ...

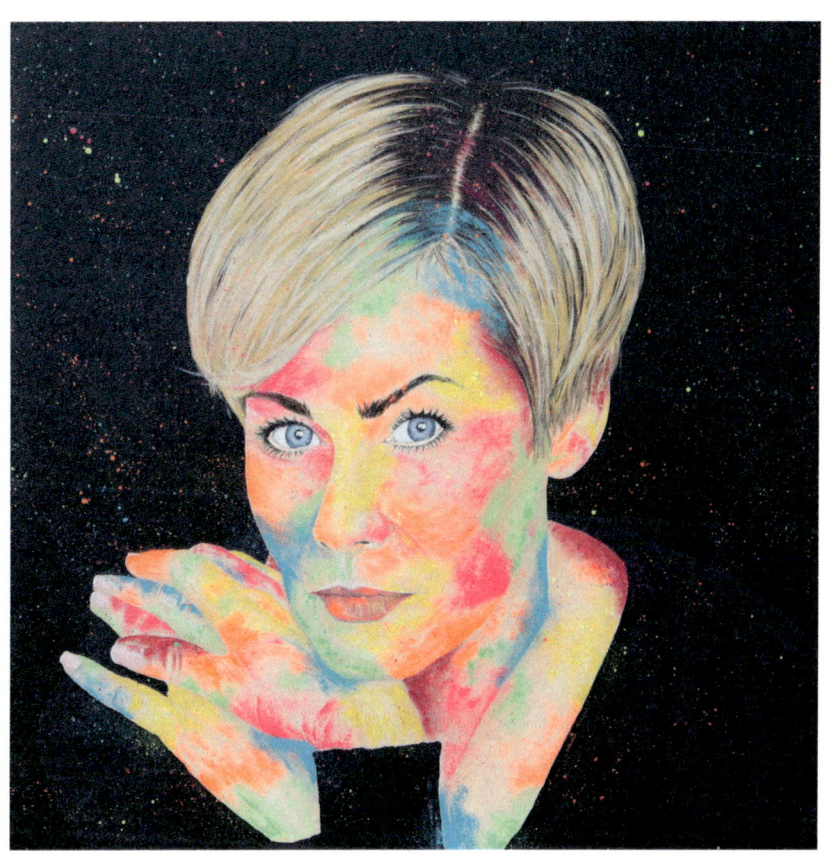

„stunning SOUL"

80 | 80
Inspiration | Photo Credits: Mirjam Knickriem

11. Yoga | Yoda

Wenn man in Zusammenhang mit einer Angststörung von Entspannungstechniken hört oder liest, taucht früher oder später auch Yoga auf.

Meine zaghaften, allerersten Versuche scheiterten jedoch für mich kläglich, ich war noch nicht so weit und noch viel zu sehr im Dauerpanikmodus mit Hang zur Hypochondrie.

Mein erster Fehler bei der Wahl des Kurses: er war abends. Ich hatte also den ganzen Tag schon funktionieren „müssen", damit niemand etwas merkt. Mein Kopfkino hatte dabei ja eh ein 24h – Programm. Meine Kinder waren noch etwas jünger und da ich ja alles perfekt machen wollte, habe ich natürlich im Haus alles fertig gehabt, Abendessen vorbereitet und dafür gesorgt, dass auch sonst alles erledigt ist, wenn mein Mann gleich bei den Kindern „übernimmt" und bin dann schnell los zum Kurs.

Die Überlegungen, ob der Backofen auch wirklich aus ist oder ob meine Jungs sich in den 10 min bis mein Mann da ist wohl „gegenseitig am Leben lassen" waren nicht wirklich förderlich in den ersten Momenten, wo wir auf der Matte liegend „entspannen" sollten und ach ja, bitte den Atem kontrollieren.

Erschwerend hinzu kam, dass ich bei diesem Abend-Termin ja „nebenbei" schon den ganzen Tag Zeit gehabt hatte, mir auszumalen, was mir denn beim Yoga selbst womöglich bevorsteht oder zustoßen könnte. Ja du hast richtig gelesen, du denkst jetzt vielleicht: „Was soll einem denn bitteschön beim Yoga zustoßen können?" Oh, da fallen dem Panikler per se so einige Dinge ein, glaube mir. Jegliche Übungen, bei denen man kopfüber ist, waren mir von vornherein suspekt und ein Graus, weil man dabei, für Nicht-Panikler vollkommen erklärbar und logisch, einen anderen Druck im Kopf spürt – Für mich Panikler war das aber anders: was, wenn der noch nicht entdeckte Hirntumor sich bei einer Asana plötzlich entscheidet, so auf ein anderes Gefäß zu drücken, dass es platzt? Vielleicht habe ich ja doch Bluthochdruck und das wurde nur noch nicht festgestellt, weil ich der einzige Mensch bin, bei dem sich das anders zeigt? Es gab immer zwei Meinungen in mir dazu, wie Engelchen und Teufelchen. Dein Verstand weiß zwar ganz genau, dass diese Gedankenkonstrukte der allergrößte Humbug sind, aber verklickere das mal deinen „falschen" Empfindungen / Wahrnehmungen, die sich nun mal real anfühlen.

Auch wenn es für einen Nicht-Panikler so einfach klingt oder für jemanden wie mich, der zurückblickt, auch irgendwie schwer zu glauben ist:
im Panikmodus zählen zunächst leider weder Logik noch erlerntes Wissen.

In den Asanas war ich daher noch verkrampfter als

sonst. Denn zum einen habe ich einen sportlichen Ehrgeiz, der mich davon abhält, etwas nicht zu versuchen oder schnell aufzugeben, bloß nicht versagen – zum anderen „erwartete" ich jeden Augenblick den körperlichen Super-Gau, auch wenn bis hierhin vielleicht wirklich alles gut gewesen ist, aber irgendwann ist so ein Herz vom „Dauerschnellschlagen" doch auch überanstrengt, oder?

ES GING NICHT!

Es war noch nicht der richtige Moment für mich.

Einige Zeit später, es ging mir schon besser, ich war bereits auf einem sehr guten Weg für mich, richtete ich in meiner Malschule einen Kindergeburtstag aus, die dazugehörige Mum kam rein, sah und fühlte die Atmosphäre und sagte: „Hier möchte ich bleiben." Die Chemie stimmte zwischen uns und ich erfuhr, dass sie Heilpraktikerin und Yoga-Lehrerin ist. Einige Monate später, wurde endlich ein Platz in der Vormittagsgruppe frei.

Weil es mir zu dem Zeitpunkt schon richtig gut für meine Verhältnisse ging, bin ich dort auch direkt mit der Tür ins Haus gefallen und habe mich „geoutet".

Was soll ich sagen? Diese Yoga-Stunden mit einer unfassbar lieben und zueinander passenden Gruppe aus Frauen, die in ihrem „anderen Leben" auf den ersten Blick teilweise sehr unterschiedlich wirken, sind mir sehr ans Herz gewachsen.

Sie urteilen nie, sondern zeigen mir einfach, dass sie anders zwar, aber auch Ängste haben und wurden so wie ein gefühltes Sicherheitsnetz.

Durch diese „Geborgenheit" wurde Yoga etwas Schönes für mich!

Danke Mädels !

Mittlerweile war ich wie gesagt, so gut aufgestellt, dass ich mir auch Neues zutraute. Manchmal zwar, indem ich mir sagte: „Dann stirbst du eben jetzt!"

Aber ich hatte nach all den Jahren – verdammt noch mal – einfach die Nase voll von meinen bockigen Gedanken, die mir das Leben so schwer gemacht hatten!!!

So kam es unter anderem, dass ich zum ersten Mal in meinem Leben einen Kopfstandhocker sah und dachte:

„Why not?"

Du ahnst es sicher: ich lebe noch!

Manchmal forderte ich meine Angst auch heraus, provozierte sie „Komm doch, komm doch!" und dachte mir: „Na gut, dann brichst Du wohl möglich zusammen, aber dann hast Du es wenigstens versucht!" Passiert ist nichts! Nach wie vor sind es trotzdem einfach nicht meine liebsten Übungen, wenn mein Kopf, in welcher Form auch immer, „nicht ganz oben" ist. Selbst „das Kind", eine Haltung die anscheinend alle außer mir sooo entspannend, toll und beruhigend finden, ist für mich eine Körperhaltung die

1. gefühlt meinen Busen einquetscht und

2. Überraschung: bei der mein Kopf zu weit „unten" ist, mir also nicht entgegenkommt, Schon mal gar nicht entspannungstechnisch.

Aber ich mache diese Übungen trotzdem, weil ich es dankbar genieße, dass sie mir zumindest keine Angst mehr macht!

Ob sich das als „unschön empfinden" wenn mein Kopf gefühlt zu weit unten ist, sich jemals ganz gibt – ich weiß es nicht. Aber ich vertraue meinem Körper wieder und setze mich selbst nicht mehr unter Druck: das macht einen riesen Unterschied!

Fazit: Wenn du etwas Neues ausprobierst und damit noch zu sehr an deine Grenzen gehst: Lass es! Hör auf dich zu zwingen! Sich zu zwingen und sich dann nur durch die Situation zu kämpfen bringt dich nicht weiter, im Gegenteil!

Es ist etwas völlig anderes sich für etwas zu entscheiden, das dir zwar noch ein mulmiges Gefühl
macht, aber wo der Wunsch es zu tun einfach über-
wiegt – diesen Unterschied kannst du fühlen, wenn
du es zulässt.

Für mich ist Yoga ein fester Bestandteil meines Lebens
geworden. Auch wenn ich anscheinend mit zu kurzen
Sehnen und Muskeln ausgestattet bin, wenn ich sehe,
wie andere sich „zusammenklappen" können. Aber
es geht ja nicht ums Vergleichen, sondern darum,
dass es mir wirklich gut tut. Entgegen einer netten
Beschreibung in einem Buch, das ich kürzlich ver-
schlungen habe, bedeutet Yoga manchen Menschen
wirklich etwas auch jenseits des Mainstreams. Ich
mache gewisse Übungen täglich, nachdem ich mit
meinen Hunden von der Morgenrunde zurück bin.
Diese beiden Aktivitäten sind das bewusste, dank-
bare Begrüßen des Tages für mich. Achtsamkeit
und Dankbarkeit sind ein fester Bestandteil meines
Lebens geworden und ich gehe so bewusst wie möglich
mit allem um. Manchmal muss ich meinen inneren
Schweinehund allerdings schon ziemlich in den Arsch
treten, wenn ich gerade mit dem Hund zurück bin,
flüstert er nämlich gerne: „Ach komm schon, wir
waren doch schon über eine Stunde unterwegs, das
reicht doch bis heute Nachmittag, oder?" Es dann
durchzuziehen fühlt sich aber besser an, und dazu
reichen für mich schon 2 – 3 Übungen. Für mich bedeutet Yoga, meine Komfortzone zu verlassen, weil ich
in den Übungen oft etwas tun muss, was ich in den
Jahren der Angst scheinbar verlernt hatte: mir und

meinem Körpergefühl wieder zu vertrauen. Übungen, die für den Gleichgewichtssinn sind, mit geschlossenen Augen auszuführen waren, mit all den Übungen, bei denen mein Kopf „zu weit unten" ist, die größte Herausforderung für mich. Deshalb ist es für mich jedes Mal wieder eine bewusste Entscheidung für die Konfrontation mit mir selbst. Die Übungen tun mir einfach gut, weil sie mich immer daran erinnern, gut auf mich acht zu geben, mir genug zuzutrauen, denn dann kann ich allem, was das Leben mir so bietet, gestärkt entgegentreten.

Hab niemals Angst

etwas Neues zu probieren —

denn:

Amateure habe die Arche gebaut —

Profis die Titanic ...

Autor unbekannt

malte ich in einer schweren Zeit meines Lebens, als mein Vater Anfang diesen Jahres nach einem Sturz mehrere Wochen im Krankenhaus lag und dann verstarb.

Mich zwischendurch in den Prozess hineinziehen lassen zu können, mich mit dieser Ausnahmeschauspielerin zu beschäftigen und ihre Kraft zu spüren, war eine zauberhafte Erfahrung.

Sie ist engagiert, sehr erfolgreich, höflich und direkt und ich ziehe meinen Hut vor dieser phänomenalen Frau. Sie steht für ihre Werte ein, präsentiert keinen Schein, sondern zeigt sich.

Menschen wie sie verdienen meinen tiefsten Respekt und es ehrt mich sehr, sie in meiner Serie zu haben.

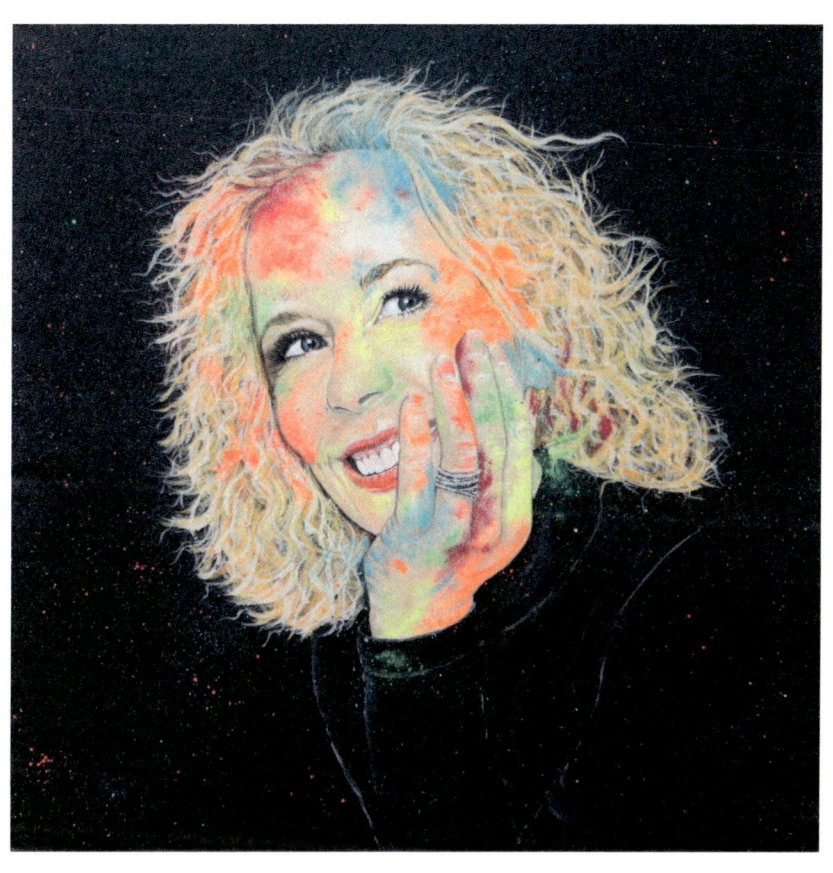

„gloriuos SOUL"

80 | 80 cm
Inspiration | Photo Credits: Markus Höhn

12. Langeweile

Wie eben schon geschrieben: es gibt einen großen Unterschied, ob man seine Angst bekämpft, oder lernt sie auszuhalten, und sich trotzdem in Situationen begibt, die schon im Vorfeld für zusätzliches Kopfkino sorgen. Solange du noch nicht ganz in der Lage bist, deine Angst zuzulassen, musst du dich ihr aber deshalb trotzdem nicht komplett ausliefern.

Langeweile ist ein besonderes Thema für sich, denn wenn du dich langweilst, sind deine negativ-Teufelchen am fleißigsten.

Was also tun? Es wird zwar immer geraten, die Angst nicht zu überlagern oder zu bekämpfen, aber meiner Meinung nach muss man dennoch Wege finden, sie auszutricksen, solange man noch 24/7 im Dauermodus Angst ist. Du kannst dir also von nun an jeden Tag einen Zeitraum zugestehen, der dir längentechnisch (15 – 20 Minuten?) geeignet erscheint, um deinem Selbstmitleid und deinen negativen Gedanken Aufmerksamkeit zu schenken, und dich in dieser Zeit von mir aus sinnlos mit deinen Ängsten beschäftigen. Sinnlos im Sinne von: du grübelst so vor dich hin und kochst weiter dein eigenes Gedanken-Süppchen.

Wenn du dich beim Lesen von Fachliteratur oder

während du Übungen machst, gedanklich damit beschäftigst, ist das etwas vollkommen anderes! Dann
setzt du nämlich etwas in Bewegung und steigst aus
der Opferrolle aus.

Ansonsten rate ich Dir wirklich:

beschäftige Dich!

Oftmals wirst du dich zwingen müssen und es gibt
keine 100%-Garantie, dass es dir sofort oder jedes
Mal gelingt, aus der Negativschleife auszusteigen.
Aber sich dadurch, dass du dich langweilst, tatenlos
und somit bewusst der Angst rund um die Uhr aus-
zuliefern, weil du nur über sie nachdenkst, ist schon
mal der ganz falsche Ansatz, meiner Meinung nach.

Leider machen viele eher „den Schritt rückwärts",
d. h. sie ziehen sich immer weiter zurück und das
verstärkt alles, was mit den Ängsten zu tun hat.
Denn damit bietest du deiner Angst einen Podiums-
platz in deinem Leben an, möchtest du das?

Jedes Mal, wenn du aus Angst vor der Angst etwas nicht tust,

wird sie mächtiger. Du gibst ihr jedes Mal mehr Macht!

Allerdings wird sie auch mächtiger, wenn man immer gegen sie kämpft, also musst du lernen zu unterscheiden: wann ist es nötig, in den Spiegel zu sehen und dir zu sagen: „Ok, ich habe Angst, aber ich mache es trotzdem!" und wann hilfst du dir im Umgang mit deinen Ängsten einfach selber und akzeptierst, dass etwas noch nicht geht und bekommst so immer mehr „Verschnaufpausen" von ihr? Genau in diesen Momenten wirst du enorm viel Zuversicht und Entspannung erreichen!

Etwas gegen Langeweile zu tun ist also meiner Meinung nach wichtig, denn sonst wird dein Teufelskreis immer enger. Man fühlt sich ja eh schon als Versager, wenn man bei alltäglichen Dingen nicht „normal damit umgehen kann wie alle anderen auch", man schimpft mit sich selbst, wenn man nicht einmal mehr einkaufen gehen kann oder gar einkaufen lässt. Letzteres kann ich nicht aus eigener Erfahrung beurteilen, da ich mich ja immer durchgekämpft habe. Das hat mich zwar nicht befreit und war, wie ich jetzt weiß auch der falsche Weg bzw. kontraproduktiv, aber zumindest habe ich mich nicht komplett einge-kapselt. Diese Tatsache war, für mich persönlich, also in meiner Entwicklung, ein großer Vorteil, weil ich unter anderem dadurch den Entschluss fasste, mich einfach überall zu „outen" und so den Druck raus-zunehmen. Durch all mein selbstgewähltes Verlassen meiner Komfortzone und das aktive Beschäftigen, habe ich mich bewusst nie der Langeweile hingegeben, sonst hätte ich noch viel mehr Zeit damit verbracht, mit mir zu hadern.

Wie bei allem in diesem Buch: ich werde mir nie-mals anmaßen, über deine Situation oder dich zu urteilen! Ich gebe dir hier nur die Punkte zum Nach-denken mit auf den Weg, die mir geholfen haben. Für MICH ist es inzwischen klar, dass es MEINE Verantwortung ist, was ich denke und wie ich mit unschönen Gefühlen umgehe, aber glaube mir, das war kein fröhlich, hüpfender Spaziergang.

Aber es lohnt sich so sehr, es anzugehen! Es ist egal, wie viele Anläufe du brauchst, egal, wie viele Rück-schläge dich auf deinem Weg begleiten werden:

You can. End of the story.

Tu' mir bitte nur einen Gefallen: gerade an den Stel-len, wo es dir ganz bitter aufstößt, was ich schreibe und du dich wohl möglich sogar im ersten Moment angegriffen fühlst oder denkst: „Jaja, die hat leicht schreiben, bei ihr kann es nicht so schlimm gewesen sein, wie bei mir!", genau da schaue bitte, bitte ganz genaue hin und überprüfe für dich ganz alleine mal DEIN Verhalten! Eventuell findest du nämlich genau dort Dinge, bei denen du nicht ehrlich zu dir bist. Vielleicht, dass du dir nicht eingestehst, dass du noch anderen die Schuld gibst, obwohl du eigentlich spürst, dass du dich in einer Beziehung oder Freundschaft oder in deinem Job so verbiegst, dass es sich nicht gut anfühlen kann!

Oder − sorry, aber auch möglich − wenn du zu faul bist, deinen Allerwertesten in Bewegung zu setzen, denn von alleine passiert nichts, mit Langeweile erreichst du sicher keine Fortschritte.

Richtig, richtig sinnvoll als Beschäftigung ist übrigens, sich um andere zu kümmern und nicht nur um dich selbst! Das geht im Kleinen wie im Großen, für Panikler also zunächst im Kleinen: Gib Nachhilfe, biete deinem älteren Nachbarn Hilfe im Garten an, stricke Socken und Mützchen für Frühchen, schenke Menschen ein Lächeln, die vielleicht gerade kein Eigenes haben. Es gibt so viel auf dieser Welt zu tun! Wenn es dir dann schon etwas besser geht, kannst und solltest du das ausweiten! Such dir z. B. ein Projekt, bei dem du dich engagierst! Außerdem schlägst du damit zwei Fliegen mit einer Klappe: du tust etwas Gutes und wenn du dann beschäftigt bist, hat deine Angst keine Bühne.

... because only at the end of your excuses —

your life can begin, dear !

Ich habe viele Katastrophen

in meinem Leben durchlitten.

Die Meisten

sind niemals eingetreten.

Mark Twain

Ann-Kathrin Kramer

hat selbst früher Portraits gezeichnet und gerade deshalb freut es mich umso mehr, diese bezaubernde Frau in meiner Serie zu haben.

Sie setzt sich seit vielen Jahren für Kinder ein, nutzt ihre Prominenz wundervoll, um etwas zu bewegen. Dabei strahlt sie eine Bodenständigkeit und Sanftheit aus, der man sich nicht entziehen kann.

Verletzlichkeit und Stärke spürte ich bei ihr gleichzeitig im Prozess und immer irgendwie ein faszinierendes Lächeln, fast ein Schalk im Nacken, der sie mir supersympathisch gemacht hat.

Es war mir eine große Freude, als sie mir schrieb, dass ich das entstandene Werk hier veröffentlichen darf.

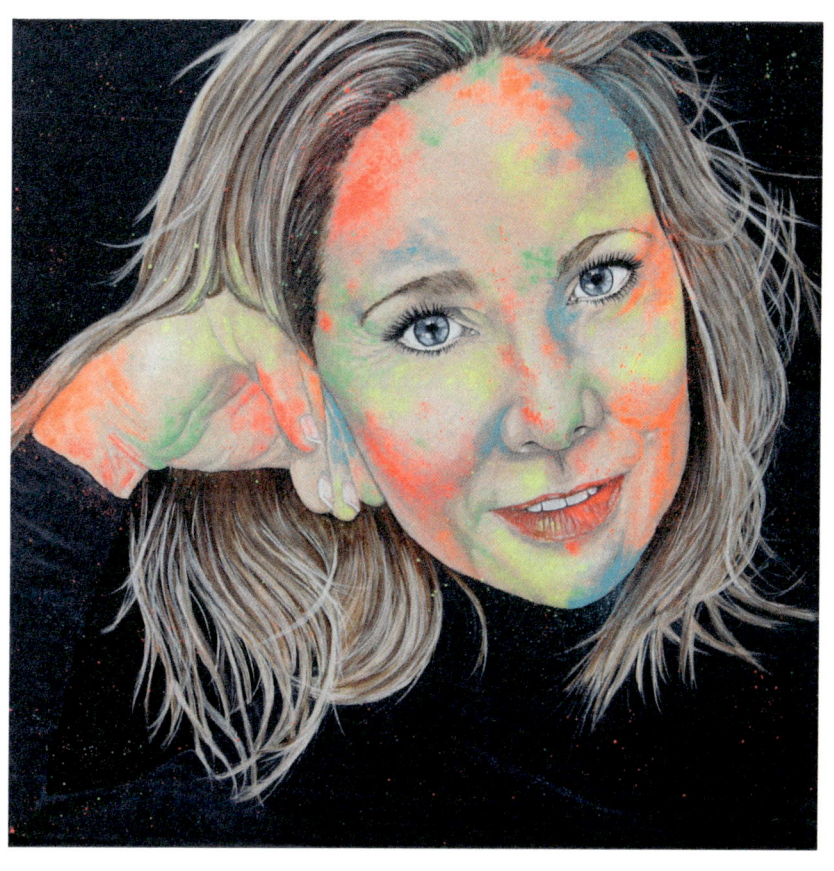

„gentle *SOUL*"

80 | 80 cm
Inspiration | Photo Credits: Anatol Kotte

13. Wunderwaffe Musik

Zu den kleinen Tricks im Alltag zählt für mich eindeutig Musik. Musik hat wie Kunst einen direkten Zugang zu unserer Seele. Sie kommt an den übereifrigen Türstehern unseres Gehirns, die uns so oft fälschlicherweise sogar vor „Positivem" schützen wollen, einfach so vorbei. Das kann dein absolutes Lieblingslied sein, oder Musik, die du gezielt als eine Play List zusammen stellst: Mutmach- oder Motivationslieder sozusagen.

Irgendwann fiel mir auf, dass ich bei einigen Liedern von jetzt auf gleich in einen Entspannungs- oder Revoluzzer Modus gebeamt wurde. Ich habe damit das Rad natürlich nicht neu erfunden, denn das Musik sogar nachweislich heilen kann, ist mittlerweile längst erwiesen! Aber sie in angespannten Momenten, für mich gezielt einsetzen zu können, das fiel mir irgendwann wie Schuppen von den Augen.

Niemanden interessiert es heutzutage, ob du mit einem oder zwei Stöpseln im Ohr einkaufen gehst. Die Leute denken, wenn überhaupt, dass man telefonisch erreichbar sein muss oder dass man ein unhöfliches Exemplar der Gattung Mensch ist. Aber: scheiß drauf was die Leute denken! Es kann einer der ersten kleinen Schritte sein, die du auf deinem

Weg in die Freiheit, in dein Leben zurückmachst, der dir leichter fallen kann, wenn Du Dir von der Musik helfen lässt!

Wenn du also Momente erlebst, in denen dich Musik auf so zauberhafte Weise berührt, dass sie einen Augenblick deine Welt verändert, nutze sie und mache dir in genau diesen schönen Augenblicken deinen eigenen Mut-Mix!

Dein Handy kann das bestimmt und ab jetzt kannst du einfach darauf zurück greifen.

Ob beim Einkaufen, im Wartezimmer eines Arztes oder wenn es irgendwo eben „mal wieder etwas länger dauert", mach es dir nicht schwerer als es eh schon ist, belohne dich nicht erst hinterher, sondern stärke dich bereits dabei!

Vielleicht ist es für dich auch nicht Musik, sondern ein Hörspiel, dem du lieber lauscht? Prima Idee! Lass deiner Phantasie freien Lauf. Möglich ist auch, dass du dich zu Hause hinsetzt und dir überlegst, wie du mit jemandem reden würdest, der Angst vor etwas hat und dem du Mut machen möchtest. Das könnten deine Kinder sein, die Liebe deines Lebens oder Freunde – ich wette mit jedem dieser Menschen redest du einfühlsamer, als mit dir selbst, oder?

Also ändere es: Überlege dir, was du jemandem sagen würdest, der Angst davor hat, im Supermarkt wieder eine Panikattacke zu bekommen, und eventuell nimm' diesen Text von dir gesprochen auf. Ich habe damit zwar keine Erfahrung, weil es bei mir die

Musik oder der innere Dialog war, aber vielleicht ist es für dich einfacher, darauf zurückzugreifen. Das, was du dir sagst, sollte ganz speziell auf dich zugeschnitten sein und keine Sorge: sich selbst gut zuzureden, sich Mut zu machen bedeutet übrigens NICHT, dass du aus mehreren Persönlichkeiten bestehst und dir folglich die nächsten Sorgen, nämlich um deinen Geisteszustand machen sollst. Es bedeutet nur, dass du die Erkenntnisse der Gedächtnisforschung für dich nutzt und dir selber so die Unterstützung gibst, die du brauchst und auch verdienst!

Stell dir also vor, jemand begleitet dich und spricht mit dir folgende Sätze:

„Es ist okay, dass dir das jetzt bevorsteht, aber ich begleite dich. Du kannst das! Du weißt ja eigentlich selbst, dass es dort keine Gefahr gibt, aber ich bin bei dir. Wir schauen uns mal den Laden genauer an und du kannst mir innerlich antworten, während du die Dinge, die du kaufen möchtest, in den Korb legst: Sag mir doch als Erstes mal 10 Sachen, die du siehst. Ok, und nun beschreibe mir diese Sachen genauer. Du machst das prima, Stück für Stück, es ist okay wie es ist! Als Nächstes erzähle mir doch mal, was für Geräusche du hören kannst: gibt es Hintergrundmusik? Lacht jemand? Was macht es für ein Geräusch, wenn du unterschiedliche Dinge in den Korb legst?"

Ob Musik oder Hörspiel, diese Ansätze waren Vorschläge. Du kannst es also beliebig erweitern und so formulieren, dass es sich für dich nach den richtigen

Worten anhört. Übe die Wirkung dieses Dialoges, vielleicht bei mehreren Spaziergängen bevor du sie im Supermarkt anwendest.

Ganz wie du möchtest,

es gibt immer nur einen Weg für dich: deinen!

Durch das Üben kannst du dich fortan beim Klang deiner Stimme mehr und mehr entspannen, ob vorgestellt, oder „von Band". Auch wenn es am Anfang noch komisch ist sich selbst zu hören, wird dir deine Stimme schon bald sehr vertraut sein und es entsteht, ähnlich wie beim Üben und auswendig lernen der Affirmationen, ein Sicherheitsnetz für deine manchmal noch etwas unerzogenen Gedanken.

Weißt du, es sind zwar manchmal kleine Schritte, die ich hier aufzähle, aber sie haben eine nicht zu unterschätzende Wirkung: du verleihst allem, womit du dich beschäftigst eine Bedeutung, das ist kein esoterischer oder spiritueller Quatsch.

Das neugierige mutige Wesen, das du von Anfang an warst, ist immer noch in dir! Ich weiß es! Hilf ihm wieder heraus und besinne dich auf DICH und auf das was DIR gut tut!

Was andere denken hat zwar einen hohen Stellenwert für die meisten von uns, wir sind evolutionstechnisch und gesellschaftlich so geprägt, wollen dazu gehören, aber hat dir das auch nur ein einziges Mal geholfen?

Weißt du, wir denken so viel darüber nach, was andere von uns denken könnten, dabei interessieren die sich in den meisten Fällen nicht die Bohne dafür! In den allermeisten Fällen sind diese Anderen nämlich GENAU SO mit IHREN Gedanken beschäftigt. Sie denken daran, was sie noch erledigen müssen, wo sie als Nächstes hinmüssen oder sogar: was die anderen wohl von ihnen denken.

Also, Musik kann dir wirklich helfen. Auch wenn dir nicht sofort Lieder einfallen, die bei dir etwas bewirken, achte einfach in der nächsten Zeit mal darauf, welche Lieder dich berühren oder sogar in den Entspannungsmodus versetzen und nutze das!

Akzeptiere deine Angst,

aber geh Schritt für Schritt weiter und wachse.

Du darfst Angst haben,

aber du darfst dir auf deinem Weg auch helfen!

Deine Angst ist mehr als ungemütlich, ich weiß, aber erst, wenn du sie trotzdem als Teil von dir annimmst, wird sie schwächer.

Nutze die positive Wirkung von Musik um trotz Angst, Situationen anders als zuvor angehen zu können!

Wenn du weißt, was du nicht mehr willst,

dann bist du bereits auf dem richtigen Weg.

Dennenesch Zoudé

Von ihr geht für mich eine Zärtlichkeit für's Leben aus, die ich nicht beschreiben kann.

Der Malprozess war gespickt mit Momenten, in denen ich mich vor ihr verbeugen wollte oder mir tatsächlich die Tränen kamen.

Der Ausdruck dieser wundervollen Frau und ihre Art, andere zu verzaubern sind unglaublich.

Sie zeichnet sich für mich durch ihr vielfaches, soziales Engagement ebenso aus, wie für ihre Bescheidenheit.

Ihre Präsenz schmälert das allerdings überhaupt nicht, im Gegenteil.

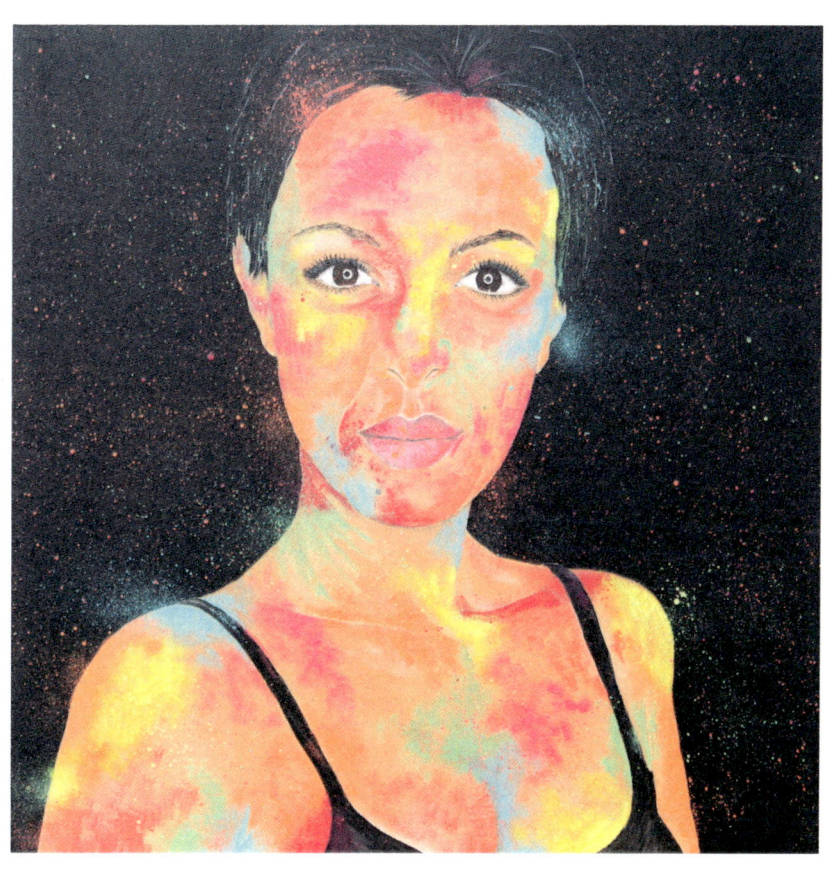

„rising SOUL"

80 | 80 cm
Inspiration | Photo Credits: Reinhard Scheuregger

14. Mediendiät

Als ich noch rund um die Uhr im Angst- bzw. Anspannungsmodus war, reichten Kleinigkeiten, um innerlich eine Reihe Dominosteine in Gang zu bringen, die letztendlich zu den schon ausgeführten körperlichen Symptomen führten.

Wenn in einem Film jemand einen Herzinfarkt hatte, überprüfte ich flugs meine eigene körperliche „Verfassung", maß möglichst unauffällig meinen Pulsschlag oder beobachtete meinen Atem, der – oh Wunder – auf einmal flacher und schneller war. Und wenn mein Verstand noch so genau Bescheid wusste, ich steckte ziemlich oft, ziemlich schnell fest in diesen Szenarien.

Ähnliches beim Ansehen oder Anhören der Nachrichten: es reichten kurze Bilder oder Worte, die die neueste Katastrophe beschrieben und Schwupps war ich innerlich schon wieder in heller Aufregung. Ganz am Anfang hatte ich schrägerweise beim Ansehen der Nachrichten sogar manchmal die Hoffnung, dass ich irgendetwas sehe oder höre, was mich so erschreckt oder etwas in mir bewegt, dass meine Angst einfach so verschwindet.

Passierte aber nicht – im Gegenteil ...

Zunächst habe ich mich der ganzen Sensationsberichterstattung trotzdem weiterhin ausgesetzt. Schließlich wollte ich ja auch irgendwie wissen, was auf der Welt so los ist. Und da Small-Talk sowieso nie meins war und auch nicht werden wird, wollte ich wenigstens nicht dümmlich oder unwissend daneben stehen, wenn ein aktuelles Thema besprochen wird. Ich werde auf das Thema Small-Talk oder was andere von dir denken, später noch eingehen.

Was also tun?

Rein fernsehtechnisch reichte es mir dann aber doch endgültig, in einer Situation, in der ich bei einer weiteren Horrormeldung heftiges Herzklopfen bekam, zu schwitzen begann und zittrig wurde. Und nein, das waren noch nicht die Wechseljahre, sondern meine körperliche Reaktion wirklich das Programm.

Ab da entschied ich mich für noch selteneres und dabei auch selektiveres, positives Fernsehen:

Es müssen dabei nicht zwangsläufig Schnulzen mit Happy End sein. Es gibt wundervolle Dokumentationen, die ich eh viel lieber sehe, als einen schlechten oder gar von Werbung unterbrochenen Film. Ganz zu schweigen von dem allgemeinen Verdummungsprogramm, bei dem ich mich sowieso frage, wie es angehen kann, dass irgendjemand so einen Mist guckt, aber jedem das Seine. Viel besser ist es an Sommerabenden, Backgammon auf der Terrasse zu spielen, bei kühlem Wetter den Ofen anzumachen und mit einem guten Buch auf dem Sofa lümmeln. Dem kann ich eh viel mehr abgewinnen. Ich boykottierte also systematisch diese Negativpresse- und siehe da:

die Welt drehte sich weiter und mir blieben viele angespannte Momente erspart!

Du findest das egoistisch?

Das Gegenteil ist der Fall: niemandem nützt es, wenn dein Akku vollkommen leer ist! Dann kannst du dich weder um dich, noch um deine Familie oder gar um das Projekt die Welt zu verändern voller Elan oder Leidenschaft kümmern. Denn dann funktionierst du nur. Nur wenn du wieder Ressourcen zur Verfügung hast, kannst du sinnvoll agieren.

Wenn du also Momente entlarvst, die dir Energie rauben, dann ändere genau das!
Das negative Denken haben wir Panikler prima von alleine drauf, da müssen wir nicht noch Öl ins Feuer gießen!

Es ist dein Leben!

Also auch deine Entscheidung, womit du dich beschäftigst. Dinge oder Personen, die dir Energie rauben musst du eh unbedingt genauer unter die Lupe nehmen.

Nicht immer kannst du sie einfach so ändern, aber du kannst nach Lösungen suchen, die dich auf den richtigen Weg zurückbringen! Stresst dich deine Arbeit z. B. sehr, kannst du aufgrund deiner Lebensumstände vielleicht nicht sofort etwas daran ändern, aber du kannst an einem Ziel arbeiten oder dir bewusst deine Freizeit so einplanen, dass du den Stress relativierst.

Es gibt immer einen Weg! Nur Ausreden halten dich auf lange Sicht davon ab, etwas zu verändern.

ask yourself if what you are doing today

is getting you closer

to where & who you want to be tomorrow ...

Natalia Wörner

was für eine Frau, was für ein Prozess, was für eine intensive Zeit: Natalia schrieb mir, dass sie einverstanden ist, dass ich sie für meine Serie male. Allerdings genau an dem Tag, an dem mein Buch tatsächlich in den Satz gehen sollte.

Nun galt es ein Foto zu finden, auf dem die Fotografin/der Fotograf es geschafft hat sie so „einzufangen", dass es mit meinem Gefühl für ihr Wesen und Engagement, dass sich in mir während der Recherche zu diesen phantastischen Menschen ergibt, im Einklang ist. Zusätzlich musste ich für die Verwendung des Fotos als Vorlage noch das Einverständnis haben und meine Zeit lief ...

Ich bin zutiefst dankbar für diese Zeit: jeder Moment war pulsierendes Leben, während ich diese absolut überwältigende und berührende Seele gemalt habe.

D A N K E !

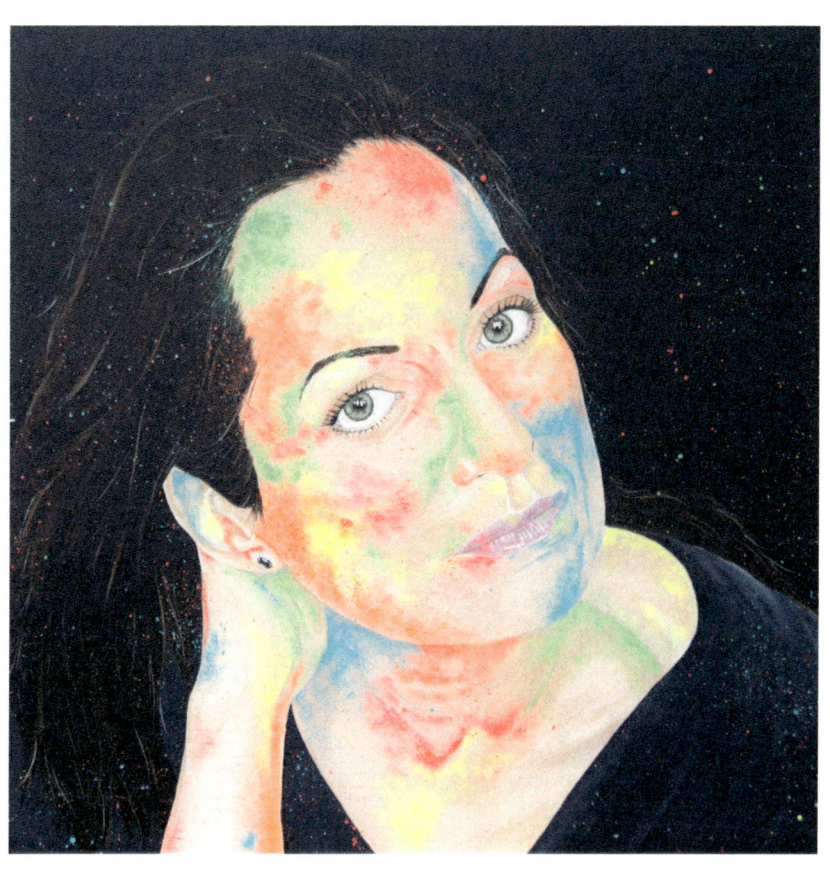

„overwhelming SOUL"

100 | 100 cm
Inspiration | Photo Credits: Mirjam Knickriem

15. Steh endlich zu dir, wer soll es denn sonst tun?

Inzwischen habe ich dir einige der Dinge beschrieben, die dir zeigen, wie du einen anderen Umgang mit deiner Angst finden kannst. Damit kannst du schon viel an Lebensqualität zurückbekommen. Aber, wie bereits ganz am Anfang geschrieben, ist das wahrscheinlich erst ein Teil Deines Weges.

Um aus der Angst „rauszukommen"

musst du dich auf einen knallharten

und gnadenlos ehrlichen Selbstfindungstrip begeben

und auch unbequemen Auseinandersetzungen

mit deiner inneren Stimme

nicht länger aus dem Weg gehen.

Dafür musst du dich nicht aus deinem kompletten Leben ausklinken, aber erst, wenn du bei dir angekommen bist, Frieden mit dir geschlossen und dein Selbstwertgefühl gestärkt hast, wenn du, dich lieben gelernt und dann noch dein inneres Kind in die Arme genommen hast und ihr eins geworden seid, also zusammengefasst: wenn du dich liebevoll aber bestimmt von der Vergangenheit und so manchem anderen Energieräubern gelöst hast, wirst du das schaffen!

Klingt beängstigend?
Das muss es nicht, denn alles hängt zusammen!

Alles wird sich fügen, sobald du ernsthaft beginnst, die Verantwortung für dich und dein Handeln zu übernehmen, wenn du aus der Opferrolle aussteigst und Schritt für Schritt auf dein Ziel und dich zugehst!

Wenn du anfängst, dich selbst zu lieben und zu schätzen, wirst du zaghaft beginnen wieder an dich zu glauben und dir wieder zu vertrauen. Dazu gehört aber nun mal ganz grundsätzlich die schonungslose und nichts verleugnende Ehrlichkeit dir selbst gegenüber!

Für mich bedeutete das, mich Situationen und Empfindungen aus meiner Kindheit zu stellen. Situationen, die ich ganz weit weggedrängt hatte, weil sie mich zu sehr verletzt hatten und gleichzeitig mein Bild von meiner wundervollen Kindheit besudelten.

Ich wollte das eigentlich gar nicht! Ich hatte eine schöne Kindheit! Ich wollte dort nicht nach irgendetwas suchen und wohl möglich auch noch etwas finden, was mit meinen Ängsten zu tun hatte!

Innerlich sträubte sich in mir alles dagegen, aber es führte kein Weg daran vorbei, ich musste mich damit beschäftigen, denn nur so konnte ich schließlich in der Zeit bei KAA und der Hypnose meine roten Fäden finden und anfangen zu verstehen.

Meine, durch tatsächliches Erleben, erlernte Weltanschauung war: Wenn ich mich nicht „richtig" verhalte, wenn ich nicht perfekt bin, immer alles gebe und alles genau so mache, wie die Menschen, die ich liebe es gerne hätten, ist die Konsequenz Missachtung, Ignoranz oder Liebesentzug vom „Feinsten".

Dazu werde ich nun ziemlich ausholen, denn ich möchte deutlich machen, was alles zu Prägungen führen kann, das geht am besten mit Beispielen.

Meine ganz persönliche Geschichte

Dies wird nun der persönlichste Teil dieses Buches und ich habe hin und her überlegt, ob ich das alles aufschreibe oder nicht. Aber vielleicht sind es für dich genau diese Erzählungen, die dich dann auch dazu bringen, dorthin zu sehen, wo du eigentlich nichts sehen möchtest.

Es geht mir nicht darum, irgendjemanden zu verurteilen oder schlecht über jemanden zu reden. Meine Familie war das Wichtigste für mich und ich denke nach wie vor, dass niemand von ihnen irgendetwas von dem, was geschehen ist, mit der Absicht getan hat, mich bewusst in irgendeiner Form verletzen. Die Dinge, die uns in unserem Leben geschehen, sorgen aber nun mal für eine Verknüpfung von Emotionen und Gedanken – sie prägen uns.

Es geht hier darum zu verstehen – es bedeutet nicht, dass du jemanden, den du liebst, auf einmal doof finden musst!

Eventuell wirst du dich beim oder nach dem Lesen auch an Dinge aus deiner Vergangenheit erinnern und sie mit anderen Augen betrachten, deshalb ist es mir das wert, dass ich dir von einigen meiner sehr persönlichen Wunden erzähle.

Mir war lange Zeit überhaupt nicht bewusst, wie sehr mich manches tatsächlich verletzt hatte. Ich erinnerte mich zwar an Vieles, aber in dem Zusammenhang dann auch meine Verhaltensmuster aufzudecken, die ich daraus entwickelt habe, war nicht wirklich angenehm. Deshalb bitte ich dich: schau auch du gerade dort hin, wo du, genau wie ich, eigentlich gerne lieber die „heile Welt" behalten würdest.

Bei mir beginnt es nun mal tatsächlich in meiner Kindheit:

Auf meiner Geburtsanzeige stand:

„Unser Wunschkind ist da!"

... hier könnte man also einen Haken dran machen und gut ist. So einfach ist es aber leider nicht im Leben.

Von klein auf wurde ich immer wieder damit konfrontiert, dass meine Mutter mit ihrem ersten Mann ihre große Liebe gefunden hatte und mit ihm, allen Widerständen zum Trotz, denn er war 30 Jahre älter als sie, drei Kinder bekam und absolut glücklich war. Ihr Mann verstarb leider zu früh und sie war zunächst eine junge, alleinerziehende Witwe. Nach einiger Zeit verguckten sich meine Eltern ineinander (mein Vater war der Sportlehrer ihrer Kinder) und filmreif fragte eines meiner Geschwister, ob er nicht ihr neuer Papa werden möchte. So wurde schließlich aus den beiden ein Paar mit 3 Kindern, ganz nach dem Motto: „Ich heirate eine Familie." Da mein Vater sich aber zusätzlich ein eigenes Kind wünschte, kam ich schließlich dazu. Klingt alles wundervoll und grundsätzlich war es das auch.

Aber es gibt keine Zeit in meinem Leben, an die ich mich wirklich erinnern kann, in der ich nicht das

Gefühl gehabt hätte, aufgrund der Vorgeschichte in unserer Familie, „nicht gleichwertig" zu sein.

Meine Mutter und meine (Halb-)Geschwister verband eine Bindung, die mich und meinen Vater außen vor ließ. Hinzu kam, dass meine Eltern nicht verheiratet waren und wir uns auch namentlich unterschieden, so hießen meine Geschwister wie meine Mutter mit Nachnamen und nur ich wie mein Vater. So gut das alles dennoch als große Familie funktionierte, für mich blieb dieses Gefühl des „nicht-gleichwertig-Seins". Ich habe meine Geschwister stets angehimmelt, als Küken nach ihrer Aufmerksamkeit gelechzt und alles versucht, um geliebt und anerkannt zu werden. Nicht falsch verstehen, das waren eben meine Empfindungen!

Bei meinen Brüdern fühlte ich mich akzeptiert und gemocht, hob sie aber dennoch auf ein Podest und war stets auf ihr Wohlwollen bedacht und hätte niemals in Erwägung gezogen, ernsthaft eine andere Meinung, als sie zu vertreten, denn in Diskussionen hatte ich früh gelernt, dass ich dann ihr missbilligendes Verhalten als Antwort bekam.

Bei meiner Schwester war es ganz anders: ich habe all die Jahre immer wieder alles versucht, um ihr zu gefallen, um mir ihre Anerkennung und Liebe zu verdienen. Ich ordnete mich ihr komplett unter und bewunderte sie, aber ich konnte ihr gefühlt nie das Wasser reichen. Irgendwie blieb ich immer nur „die Kleine". In den frühen Erwachsenjahren tat ihr Verhalten mir gegenüber dann ein Übriges: wegen einer

Lappalie bei einem Umzug, ließ sie mich fallen wie eine heiße Kartoffel und stellte den Kontakt komplett ein.

Selbst als ich einige Zeit später im Krankenhaus lag und nach einem vorzeitigen Blasensprung in der 20. Schwangerschaftswoche über 12 Wochen meinen ältesten Sohn im wahrsten Sinne des Wortes ausbrütete, erfuhr ich nur über meine Eltern, dass sie mich nicht besuchen „könnte", weil es IHR zu schwer fiel. Sie ist gelernte Kinderkrankenschwester und wusste um die Risiken von Frühgeburten. Die Zeit im Krankenhaus war allerdings eine absolute Grenzerfahrung in meinem Leben. Selbst all meine Ängste & Panikattacken in den vergangenen Jahren können diese Zeit, mit der täglichen Sorge um das Leben meines Kindes, nicht in ihrer Härte toppen.

Ein Blasensprung, bedeutet eigentlich, dass es mit der Geburt losgeht und dafür war es noch viel zu früh. Man sagte mir, ich solle die Schwangerschaft abbrechen lassen, aber das kam nicht in Frage, hatte ich dieses kleine Wesen doch schon flatternd in mir gefühlt!

Eine Frauenärztin, riskierte ihren Job, indem sie mir einen Termin bei einem Professor der Pränatal Diagnostik in einer anderen Klinik machte, weil sie verstanden hatte, dass ich alles für mein Kind tun würde. Dieser Professor sagte, nachdem er mich zum ersten Mal untersucht hatte: „Das ist zwar echt scheiße, in diesem Stadium einen Blasensprung zu haben, aber ich sehe keinen Grund, die Schwangerschaft abzubrechen." Ich hätte ihn knutschen können! Ja, die

Wahrscheinlichkeit, dass mein Sohn hätte körperlich oder geistig gehandicapt sein können, war relativ hoch, wenn er als Extremfrühchen geboren worden wäre, und das war angeblich die Befürchtung meiner Schwester.

Aber wir schafften es, ich brütete 12 Wochen, trank täglich Unmengen Wasser und mein wundervoller Körper produzierte artig Fruchtwasser nach – letzten Endes war mein Sohn dann das zu der Zeit größte Frühchen auf der Neonatologie.

Du findest, das geht jetzt zu weit und fragst Dich, was das alles mit meiner Angst zu tun hat?

Was soll ich sagen: zum einen hätte ich meine Schwester trotz der Vorgeschichte und dass wir deshalb keinen Kontakt hatten, gerade in dieser Zeit gern an meiner Seite gehabt! Ich hoffte halt immer noch auf die „Wiedervereinigung". Aber ich war es ihr nicht mal in dieser Zeit wert, zu mir zu stehen, weil ich in der Vergangenheit 1x etwas so entschieden habe, wie ich es für richtig hielt. Die Ablehnung meiner Schwester sorgte mal wieder dafür, dass meine Prägungen bestätigt wurden.

Zum anderen hat diese Zeit im Krankenhaus mich intensivst geschult auf jede noch so kleine Veränderung in meinem Körper zu achten. Wenn den ganzen Tag lang nur Visiten, Untersuchungen oder kurze Besuche für Ablenkung sorgen, bleibt einem sehr viel Zeit, um jede noch so kleine Veränderung im eigenen Körper wahrzunehmen. Da ich ständig in Sorge um meinen

Sohn war und mich von Tag zu Tag hangelte, nahm ich selbst kleinste Veränderungen wahr. Diese so geschulte Sensibilität machte es mir später bei meinen Ängsten zusätzlich schwer, realistisch einzuschätzen, ob nun wirklich eine körperliche Gefahr bestand, oder ob ich nur „zu viel von dem wahrnahm, was so in meinem Körper passiert", was andere Menschen gar nicht bemerken würden. Damals manifestierte sich in mir:

„Wenn ich das hier schaffe, schaffe ich alles!"

Eine kleine Narbe markiert noch heute die Stelle, an der in diesen Wochen ein Zugang gelegt war, sie ist mein persönlicher Trigger Punkt geworden und zusammen mit dem eben genannten „Mantra" stand ich so manche Situation durch, auch all die Jahre meiner Angst!

Noch wichtiger als die Anerkennung und Liebe meiner restlichen Familie war mir aber immer die meiner Mutter. Ich liebte meine Mum abgöttisch und hatte ein sehr enges Verhältnis zu ihr. Allerdings hatte ich auch bei ihr immer das Gefühl nicht gut genug zu sein. Wenn ich mich nicht so verhielt, wie sie es gut und richtig fand, strafte sie mich, solange ich denken kann mit Ignoranz und Liebesentzug. Das Ganze gipfelte in eine furchtbare Zeit kurz vor meinem Abitur, als sie mit meinem damaligen Freund nicht einverstanden war und irgendwann im Flur neben meinem

Vater stehend schrie: „Entweder sie geht, oder ich!"
In der Folge dieser Szene redete sie tatsächlich über
mehrere Wochen kein einziges Wort mit mir.

Kein: „Guten Morgen." – „Hallo." oder „Gute Nacht."

N I C H T S !

Meine Versuche, dass sie mir wieder lieb gesonnen
war, liefen ins Leere, da konnte ich kriechen, wie
ich wollte. Selbst als ich sie am Tag meiner Abi-Ent-
lassung wiederholt bat, an diesem wichtigen Tag teil-
zuhaben, brach sie zwar zumindest ihr Schweigen
und sagte: „Das kann ich nicht." kam aber dennoch
nicht mit.

Nur um das ganz klarzustellen: Ich hatte NICHT
gegen das Gesetz verstoßen, ich hielt mich an die
Regeln zu Hause und ich lernte für's Abitur. Mein einziges „Vergehen" bestand darin, dass ich mir einen
Freund gesucht hatte, der nicht jedes Mal brav zu
meinen Eltern ging und sie begrüßte, wenn er zu
mir zu Besuch kam. Dieser Persönlichkeitszug ent-
sprach nicht ihren Vorstellungen, also zeigte sie mir
das deutlich. Anstatt mit dieser Situation selbstbe-
wusst umzugehen, trennte ich mich sogar von ihm,
in der irrtümlichen Hoffnung, dass mein Verhältnis
zu meiner Mutter sich dann wieder normalisierte.

*In dieser Zeit fühlte ich mich verloren wie nie
zuvor in meinem Leben.*

Als ich nach dem Abitur mit einer Freundin wie geplant nach Mallorca reiste, überlegte und plante ich ernsthaft, nicht mehr mit nach Deutschland zurückzukommen. Dann veränderte meine Mutter allerdings ihr Verhalten und mit neuer Hoffnung auf eine Versöhnung kehrte ich doch zurück. Unser Verhältnis „normalisierte" sich in den nächsten Jahren dann stillschweigend, bzw. ich kroch ihr weiter hinter her und sie ignorierte mich nicht mehr. Sie hatte nun ja auch ihre „brave" Tochter wieder. Dieses ganze Verbiegen geht aber auf Dauer einfach nicht gut.

Nun bin ich aber nicht nur jemand, der einen übertriebenen Perfektionsanspruch hatte, sodass es sogar auf Kosten meiner eigenen Gesundheit ging, sondern ich muss auch zugeben, dass ich nicht gut im Loslassen bin. Meine Loyalität kennt so gut wie keine Grenzen. Menschen, die mir nah sind, können immer auf mich zählen, aber ich bin (oder mittlerweile zum Glück: war) dabei tatsächlich auch ein richtig nachtragendes Scheißerchen.

Ungerechtigkeit im Verhalten anderer aus meiner Sicht mir gegenüber war ungeheuerlich für mich. Bei meiner Mutter verdrängte ich das Meiste, aber bei meiner Schwester konnte ich noch Jahre später innerlich an dem Schmerz verzweifeln. Damals war ich mir noch nicht bewusst, dass Menschen sich eben so verhalten, wie es ihnen zu dem Zeitpunkt möglich ist bzw. wie es ihrer Persönlichkeit entspricht und dass nichts davon, was andere (mir an-) tun tatsächlich irgendetwas mit mir zu tun hat. Sondern, dass ihr Verhalten nur mit ihnen selber und der eigenen

Wertung, die sie einer Situation geben, zusammen-
hängt.

Aber ich habe oft viel Zeit damit vertan, mir Vergangenes immer wieder ins Gedächtnis zu rufen,
entweder auf der Suche nach einer Lösung für das
berüchtigte Happy End oder ich habe mir in ganz stil-
len Momenten selbst einfach unheimlich leid getan.

Die Erkenntnis, dass ich entscheide,

wie ich damit umgehe und die daraus folgende

Verinnerlichung brachte viel Frieden in mein

Leben!

Ich begann bewusst „aufzuräumen". Das heißt, ich
vergab Menschen. Vor allem denen, die mir wichtig
gewesen waren. Weil nämlich genau diejenigen mir
auch am meisten Schmerz zufügen konnten.

Wie bereits erwähnt habe ich dann im Nachhinein
auch festgestellt, warum ich in der Vergangenheit
manchmal keinen anderen Weg gesehen habe, als
selbst etwas zu beenden. Die Prägungen meiner Kindheit und die tatsächlichen späteren Erlebnisse hatten
meine Verhaltensmuster geschult und das setzte
sich natürlich gerade in Beziehungen fort: Liebte ich
„zu sehr" wurde die Gefahr, nicht zu genügen mit

zunehmend verstreichender Zeit natürlich immer größer. Denn wenn man sich die Trennungsquoten und -gründe mal anschaut, wuchs die potenzielle Gefahr „ausrangiert" zu werden ja mit der Dauer der Beziehung.

Erschwerend kam hinzu, dass ich dann auch in einer Beziehung Verhalten mir gegenüber erlebt habe, in der man mir tatsächlich sehr deutlich das Gefühl gab, nicht zu reichen, oder auch nicht sexy genug zu sein: Oder warum verballert ein Mann im Monat 4-stellige Summen (zwar noch DM-Zeiten, aber trotzdem!) für 0190er – Nummern obwohl er in einer Beziehung ist und legte zusätzlich noch einiges anderes, ähnlich „gelagertes" Verhalten an den Tag?
All meine Urängste wurden also auch dort wieder wahr: ich reichte nicht so wie ich war.

Da ich diesem Mann aber so gut wie hörig war und ich „alles richtig machen wollte", lief auch das Handy, mit dem er diese Kosten verursachte, auf meinen Namen, denn er war zu der Zeit nicht kreditwürdig. Meine einzige Möglichkeit, aus dem Vertrag rauszukommen, bestand damals dann in der Rückbuchung einer der Rechnungen, das hatte dann zwar einen Schufa-Eintrag für mich zur Folge, aber es konnten wenigstens keine weiteren Mega-Rechnungen mehr kommen.
Selbst für Polizeibesuche in unserem damaligen Zuhause oder den manchmal vorbeikommenden Gerichtsvollzieher versuchte ich vor mir selbst Entschuldigungen zu finden. Es ging soweit, dass ich

selbst direkt nach einem Besuch meiner Eltern nicht die Tür öffnen wollte, aus Angst, es könnte wieder der Gerichtsvollzieher sein. Als mein Vater mich daraufhin anrief und fragte, warum zum Kuckuck ich nicht öffnete – er hatte einfach nur seine Tasche vergessen – erfand ich irgendwelche Ausreden. Davon, was wirklich alles in dieser Beziehung schief lief, durfte niemand erfahren. Durch diese Beziehung hatte ich mich nämlich auch in die Notwendigkeit begeben, allen anderen zu zeigen, dass wir einfach zusammengehörten, obwohl die moralischen Umstände gegen uns sprachen (er war verheiratet, als wir uns kennenlernten) und weil ich diesen Mann tatsächlich so sehr liebte.

Ich verbog mich immer mehr und zog mir jeden, wirklich jeden Schuh an, anstatt einfach nur festzustellen, dass da wohl jemand anderes ein ernsthaftes Problem hat. Anstatt mich zu behaupten, wurde ich immer kleiner und kleiner – wie schon am Anfang des Buches erwähnt „schenkte" mein Körper mir daraufhin zum ersten Mal die Erfahrung von Angstzuständen und Panikattacken und ich floh aus der Beziehung. Alles schien „wieder gut zu sein" – aber wie du inzwischen weißt, habe ich dadurch leider, oder auch zum Glück, nur zeitweise die Auseinandersetzung mit mir selbst verhindern können.

Auch bei Freundschaften habe ich lieber den Weg gewählt, etwas zu beenden, anstatt mich klar zu behaupten. Eine meiner engsten Vertrauten und Freundin, die ich je hatte, veränderte ihr Verhalten mir

gegenüber nach der Trennung von meinem ersten
Mann. Die Tatsache, dass er ihr Schwager ist und
ihre Verhaltensänderung verstärkten mein Gefühl,
mich ihr nicht mehr bedingungslos anvertrauen zu
können, zumal sie immer mehr Partei ergriff, obwohl
sie die einzige Person war, die ganz genau mitbe-
kommen hatte, wie unglücklich ich schon viele, viele
Jahre war. Das Gefühl von ihr, immer mehr abge-
lehnt zu werden, weil in ihren Augen auf einmal
„alles falsch war", was ich tat, lies mich immer unsicherer im Umgang mit ihr werden. Was also tun?

Ich floh mal wieder.

Intuitiv hatte ich damals zwar richtig gefühlt: „Ich
kann das nicht mehr.", aber der wahre Grund war,
dass ich mich hin- und hergerissen fühlte und nicht
wusste, wie ich es sowohl meiner Freundin als auch
meinem neuen Partner recht machen soll und kann,
um ja weiter lieb gehabt zu werden. Meine „Lösung",
in dem Fall, also das Beenden der Freundschaft,
sorgte dafür, dass ich mich nicht länger bei beiden um
ihre jeweilige Gunst bemühen musste. Der Schmerz
über diesen großen Verlust hat mich allerdings viele,
viele Jahre begleitet, ich konnte einfach nicht loslassen, gab mir alleine die Schuld und hoffte immer
noch irgendwie auf eine „Versöhnung", weil sie mir
so unendlich wichtig und nah gewesen war. Ich fand
auch immer noch Entschuldigungen dafür, dass sie
mich so einfach gehen ließ, konnte aber auch nicht
genau den Finger darauf legen, was das wiederum
alles aussagte.

Auch hier verstand ich dieses „Festhalten" wirklich erst mit dem Wissen um meine Verhaltensmuster. Denn zum einen hatte ich wohl nicht loslassen können, weil mir innerlich sehr wohl bewusst war, dass ich mich gegenüber meinem neuen Partner hätte behaupten müssen. Nur weil ihm einiges an dieser engen Freundschaft (bzw. der damit verbundenen Verknüpfung zur Familie meines ersten Mannes) nicht gefiel, war das kein Grund meine beste Freundin anzuzweifeln. Und zum anderen musste ich bei dem Ganzen „ehrlich zu mir selber sein" sehr bitter erkennen, dass ich dieser Freundin wohl einfach nicht wichtig genug gewesen bin, denn sonst hätte zumindest sie anders um mich und unsere Freundschaft „gekämpft", anstatt meine Entscheidung einfach so hinzunehmen.

Mit allem anderen, was in dieser Zeit in meinem Leben geschah, war es für den Moment wohl etwas zu viel für mich. Die Familie und eine wichtige Freundschaft zu verlieren, weil ich zumindest teilweise meinen Standpunkt vertreten habe, war daher wieder die Bestätigung meiner eigenen Muster! Offensichtlich war ich ihnen nicht wichtig genug.

Verloren und „unwertig" wie ich mich dadurch fühlte, führte es dazu, dass ich auch in meiner neuen, wundervollen Beziehung kleiner und unsicherer wurde und mich dadurch immer mehr verbog. Meine Seele aktivierte daraufhin mein ureigenes Alarmsystem, um mir ganz klar zu zeigen, dass ich hinschauen muss. Allerdings fällt das einem persönlich sehr schwer, wenn auf den ersten Blick alles perfekt erscheint und man einen Partner hat, der alles für einen tut. Man vermutet nicht unbedingt, dass auch ein zu viel des Guten erdrückend sein kann. Meine Ängste, nicht gut genug zu sein, wurden jedenfalls ständig geschürt. Je mehr ich alles perfekt machen wollte, umso mehr geriet ich ins Straucheln und hatte das Gefühl, ich bekäme keine Luft mehr. Der berühmte goldene Käfig. Ich brauchte sehr, sehr lange, bis ich verstand, dass ich lernen muss, zu mir selbst zu stehen, wenn ich nicht komplett verschwinden möchte und dass Menschen, die mich lieben, mir dabei helfen und mich nicht verlassen.

Mit dem neuen Wissen über meine ganzen tief verankerten Verhaltensmuster war das teilweise sehr schmerzhaft, und machte mich im ersten Moment unheimlich traurig, weil damit auch stets Fragen einhergingen wie: „Wenn ich das gewusst hätte, wie wäre es dann weiter gegangen? Wenn ich mich behauptet hätte, wie wäre es dann gewesen? Was wäre gewesen, wenn ich für mich eingestanden hätte?" Aber die Zeit kann man nicht zurück drehen, diese Option gibt es nicht. Was geschehen ist, ist geschehen und dann bleibt uns nur:

uns auch aufrichtig selbst zu verzeihen und nach vorne zu blicken …

Inzwischen weiß ich: die Situationen, in denen die Angst in meinem Leben übermächtig wurde, zeigten mir deutlich, dass in diesen Zeiten tatsächlich alle Trigger Punkte bei mir gedrückt wurden.

Es geht um das Erkennen und Verstehen des eigenen Selbst, damit man entsprechend damit umgehen kann, nicht um Schuldzuweisungen oder Entschuldigungen.

Das war er nun, der sehr persönliche Exkurs zu meinen roten Fäden. Wie gesagt habe ich gezögert, solch einen Einblick zu gewähren, aber wenn dir meine Erfahrungen helfen sollen, dann kann ich nicht wichtige Puzzleteile weglassen, nur weil sie zu persönlich sind oder manch einem vielleicht nicht gefallen. Das alles kann sehr weh tun, aber glaube mir, die Erleichterung, wenn du anfängst zu verstehen, woher deine Angst kommen könnte, ist um ein Vielfaches größer als der Schmerz. Mit dieser Offenheit möchte ich den Mut wecken, Dinge zu hinterfragen, die man eigentlich lieber nicht anrühren möchte, aber bei denen man spürt, dass da etwas ist!

Während dieses Prozesses zu lernen sich selbst und anderen zu vergeben bedeutet aber nicht, dass man fortan mit einer rosaroten Brille durch die Gegend läuft und alles mit sich machen lässt. Man kann verzeihen, muss deshalb aber nicht alles vergessen.

Alles, was wir erleben, macht uns zu dem Menschen, der wir sind.

Eine schöne Lektion in Sachen Dankbarkeit ist: wenn man sich den schmerzhaften Situationen der Vergangenheit ehrlich stellt, kommt oft nachträglich dabei heraus, dass sich immer eine neue Tür geöffnet hat! Und egal wie höllisch weh eine Trennung getan hat: wenn Menschen Dich einfach gehen lassen, geschieht auch das aus einem Grund.

Manche Menschen sind ein Geschenk,

andere eine Lektion des Lebens ...

Vergleiche dich nicht mit anderen und erwarte auch nicht, dass andere sich an dir messen. Deine Messlatte solltest einzig und allein du sein! Zu meinen Kindern sage ich immer: „Du musst in den Spiegel schauen können und wenn dir gefällt, was du siehst, du ein gutes Gefühl hast, dann machst du es schon richtig!"

Schau also hin und räume gedanklich auf! Du tust wirklich gut daran, dir auch endlich selbst zu vergeben. Denn gerade wir Panikler suchen so lange und so verzweifelt die Schuld bei uns, sehen vieles sogar als Strafe für vergangenes Verhalten an. Aber mal ganz im Ernst: was soll das denn gewesen sein, wofür jemand über Jahre mit Angst & Panik bestraft wird, hm? Irgendwo ist auch mal gut.

Wir alle sind Menschen, Menschen machen Fehler, lernen daraus und können das dann in der Zukunft besser machen. Aber nicht alle Fehler sind schlecht, im Gegenteil! Genauso wie nicht alle blöden Ideen schlecht sind- sie schaffen uns die beständigsten Erinnerungen an einzigartige oder besser gesagt einzigfreche Momente (auch wenn wir einiges nicht unbedingt wiederholen sollten) und sind hinterher fast immer mit einem Lächeln verknüpft.

Lerne dir selbst zu vertrauen, niemand kennt dich besser und niemand ist dir näher. Du bist ein Mensch gewordenes Wunder, wenn man sich mal kurz über die Zahl der Konkurrenten Gedanken macht, die mit im Spiel waren, als es darum ging, zum allerersten Mal zur richtigen Zeit am richtigen Ort zu sein.

Zum Thema Small-Talk bzw. unserer Sorge, was andere über uns denken:

Ich bin noch immer nicht ganz frei davon, zu überlegen, was andere von mir denken, das ist einfach ein Prozess, bei dem 44 Jahre 2 Jahren gegenüberstehen, aber ich übe fleißig weiter und es wird immer besser.

Auf deinem Weg in die Freiheit wird es auch da immer wieder Rückschläge geben. Wenn du anfängst, dich anderen und dem Leben an sich wieder zaghaft zu öffnen, kann es auch passieren, dass du erst mal wieder „einen vor den Latz geknallt bekommst". Gib aber deswegen niemals auf! Glaube an dich! Wenn du jemanden kennenlernst, bei dem du das Gefühl hast, daraus könnte eine Freundschaft wachsen und der- oder diejenige wendet sich dann für dich vollkommen unerklärlich und unerwartet wieder von dir ab, ist das zwar eine zunächst bittere „Ent"-täuschung, aber, man muss eben auch nicht jedem gefallen! Dir gefällt ja auch nicht jeder, oder?

Nichts was jemand zu dir sagt oder dir antut, liegt unbedingt an dir! Dieser Mensch ist dann nicht „rich- tig" für dich! Es ist seine/ ihre Reaktion auf etwas, es betrifft also nur diesen Menschen alleine, der viel- leicht ganz einfach anders fühlt oder schlicht nicht den Wunsch hat, etwas daraus wachsen zu lassen.

Vielleicht kann er auch mit deiner Größe nicht um- gehen oder dieser Mensch hat nicht gelernt, was es heißt, respektvoll zu agieren, oder, oder, oder – such die Schuld also nicht immer bei dir! Die Menschen, die es wert sind, die für DICH richtig sind, werden zum richtigen Zeitpunkt in dein Leben treten und die, die am besten für dich sind, bleiben für immer! Die anderen sind temporäre Wegbegleiter, mit ihnen kann man eine schöne Zeit haben und wenn man „herausgewachsen" ist seinen Weg ohne sie weiter gehen. Aber geh' nicht im Groll, denn auch sie zeigen dir etwas!

Es geht um dich!

Lerne dich immer weniger darum zu kümmern, was andere über dich denken! Da das nicht immer klappt, ist es schon mal ein guter Anfang, sich immer wieder bewusst daran zu erinnern! Und vergiss dabei auch niemals, dass alles auch immer eine Frage der Perspektive ist: wenn sich zwei Menschen gegenüberstehen und darüber uneinig sind, welche Zahl vor ihnen auf dem Boden geschrieben steht, der eine sagt: „eine 6" und der andere sagt: „eine 9", dann haben beide aus ihrer Sicht Recht.

Vertraue auf deine innere Stimme und deine Intuition im Umgang mit anderen Menschen: diejenigen, die dich schätzen, lassen sich nicht einfach „vergraulen", sie sind loyal und du kannst auf sie zählen. Diejenigen, die „falsch" für dich sind, begegnen dir eher mit Neid und Missgunst oder verschwinden einfach wieder aus deinem Leben.

Ich gehe MEINEN Weg, habe Spaß und gebe ihnen etwas, worüber sie reden können, denn anscheinend ist ihr Leben zu langweilig ...

Selbst wenn ich über's Wasser gehen könnte, würde es immer mindestens einen geben, der sagt:

„Ach guck, und schwimmen kann sie auch nicht ...!"

Tear off the mask.

You're worth it to be seen.

Shine, dear!

Saralisa Volm

Diese vielseitige Frau fordert uns alle zu mehr Authentizität auf und geht mit eigenen Eingeständnissen voran. Ihre Art, dadurch in der Gesellschaft etwas zu bewegen, berührt mich durch das Grundthema sehr.

Sich zu zeigen, mit allem, was uns ausmacht, grenzt uns nicht aus, wie viele befürchten, sondern schafft Verbindungen durch Menschlichkeit. Darüber schreibt sie ganz offen unter 365_imperfections und beeindruckt damit sicher nicht nur mich.

Sie zeigte sich mir mit einer Natürlichkeit, die nachhaltig ist und von Anfang an den gesamten Prozess begleitete.

#beproudtobeyourself

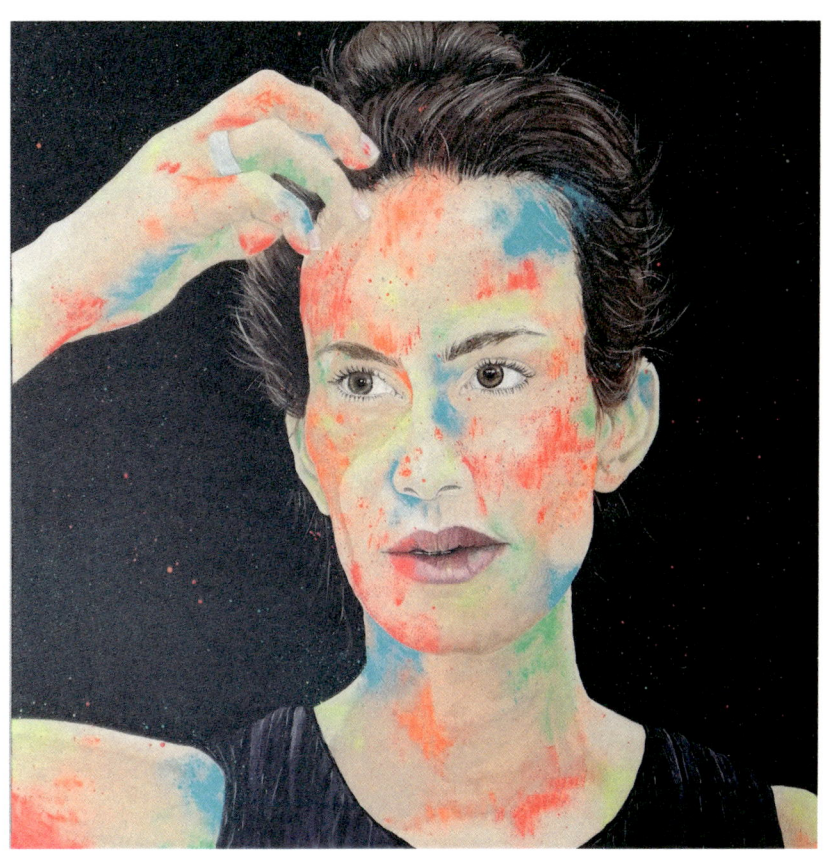

„courageous SOUL"

80 | 80 cm
Inspiration | Photo Credits: Svenja Trierscheid

16. colours of SOUL of colours

Wie ich am Anfang des Buches bereits angekündigt habe, möchte ich dir, hier nun einen kleinen Einblick in meine hauptberufliche Arbeit als Künstlerin geben, denn alles, auch dieses Buch, begann mit einem von mir während meines eigenen Befreiungsprozesses gemalten Bild.

In meiner Bilderserie male ich Frauen und Männer, deren Wesen und Geschichte mich zutiefst berühren zunächst als klassisches Porträt und füge ihnen im letzten Schritt die von mir während des Malprozesses empfundenen „colours of SOUL" hinzu. Auch prominente Frauen und Männer sind bereits Teil meiner Serie und es werden weitere folgen ...

Einige der wundervollen Frauen & Männer habe ich in dieses Buch aufgenommen und du konntest einen ersten Blick erhaschen, auch wenn die Wirkung auf Fotos nicht wie in natura ist.

An einen dieser zauberhaften Menschen habe ich, nachdem mich der Malprozess komplett mitgerissen hat (sodass diese Erfahrung bis heute nachwirkt, weil ich es immer noch nicht einordnen kann), einen Brief geschrieben, um ihn mitzunehmen und vielleicht auch mitfühlen zu lassen, wie magisch sich der Prozess anfühlte. Die dortigen Formulierungen kommen dem, was ich beschreiben möchte schon sehr nah, deshalb habe ich anschließend versucht sie überall dort einzuarbeiten, wo ich versuche deutlich zu machen, wie es ist, so für etwas zu brennen und um annäherungsweise zu zeigen, wie es sich für mich anfühlt und nutze sie auch hier:

Wenn ich die Menschen persönlich kennenlerne, erfahre ich im Gespräch eine Menge über sie. Bei manchen weiß schon vorher, welche Geschichte sie haben und möchte sie genau deshalb malen. Bei den prominenten Frauen & Männern, recherchiere ich im Vorfeld so gut es mir möglich ist, immer im Vertrauen darauf, dass Sie der Öffentlichkeit nicht nur eine Maske zeigen, sondern auch ihr wahres Selbst ein wenig durchschimmern lassen.

Der Mal-Prozess selbst, hat dann etwas sehr Intimes. Zunächst male ich das klassische Porträt. Dabei zeige ich also das auf, was jeder x-beliebige Mensch auf den ersten Blick erkennen kann. Allerdings ist es für mich oder jemanden, der genau hinsieht viel mehr, denn ich schaue mir diese Menschen so genau an, wie es irgendwie geht. Ich sehe kleine Narben, Sprenkel in den Augen oder kleine Leberflecken, die sonst nicht auffallen – alles Besonderheiten, die wir sonst nur bei Menschen, die uns sehr nahestehen wahrnehmen. Wohl auch deshalb ist diese Serie für mich zusätzlich so emotional. In dieser Phase des Malprozesses entsteht dadurch eine unbeschreibliche Nähe zu der jeweiligen Person, eine Vertrautheit, die nicht real begründbar ist.

Dennoch ist dies im Grunde genommen nur die „Maske" | Fassade, der äußere Schein.

Es kann eine „wunderschöne" Fassade sein, aber dahinter könnte alles bröckeln.

Genau diese Fassade ist eben nicht das Einzige, was uns wirklich ausmacht. Denn unsere Vielfältigkeit, mit all unseren vermeintlichen Fehlern und Schwächen, die wir so oft verstecken, um ja in das gesellschaftliche Raster zu passen – die tragen wir auch in uns! Klar, wir wollen schließlich alle lieber dazugehören oder lieb gehabt werden, deshalb versuchen wir sie ja auch zu verstecken, aber bitte: zeigen wir uns doch so wie wir sind!

Die sich mir immer neu zeigende EinzigARTigkeit erfüllt mich mit Demut dem Leben gegenüber ...

... if you don't believe in miracles yet:

look into a mirror, dear.

Fast wie von selbst und deshalb tatsächlich irgendwie magisch „spüre ich dann vollkommen intuitiv die ‚colours of SOUL' auf das Bild" – dabei tauche ich komplett ein in eine andere Dimension. Dieser Prozess ist genauso individuell, wie die Frauen &

Männer selbst! Deshalb kann die Art oder der Stil, wie ich die Farben auftrage auch komplett unterschiedlich sein. Zusätzlich für mich persönlich als Künstlerin faszinierend ist, mit welcher Deutlichkeit sich in dieser Serie ALLE Techniken, jedes Ausprobieren oder Neu-Erfinden, alle einzelnen Arbeitsschritte – inklusive des Scheiterns oder des zufälligen Entdeckens: „Wie cool ist das denn bitte!" oder „Oh Shit, wie habe ich das noch gleich gemacht?" aus der Vergangenheit bezahlt machen und wiederfinden. Techniken, die ich vor Jahren in anderer Kombination in meinen Bildern angewandt habe, kommen nur wieder zum Tragen, aber in vollkommen anderer Verwendung, alles fließt ineinander:

alles fügt sich auf einmal

und ergibt einen Sinn,

nach dem ich nicht wissentlich gesucht habe.

Diese Erfahrung lässt sich auf mein gesamtes Leben übertragen:

habe ich doch jahrelang

so mit meinem Schicksal gehadert,

empfinde ich inzwischen tatsächlich

tiefe Dankbarkeit

für alles.

Positiv und negativ –

weil es mich genau zu der Person macht –

die ich heute bin!

Ach und weil ich auch danach schon so oft gefragt wurde:

die Größe der Leinwand, die ich wähle, hat rein gar nichts mit dem „Stellenwert" einer Person zu tun!

All das ist nur wieder so ein überflüssiges Vergleichsdenken. Die Auswahl der Leinwand erfolgt rein intuitiv – eine große Leinwand hat Power, eine kleinere manchmal viel mehr „Zärtlichkeit" und Nähe, es kann aber auch genau umgekehrt sein und hängt immer mit meiner Stimmung zusammen.

Leider kann ich hier keine Filme zeigen, aber einen Einblick in den Arbeitsprozess kann ich trotzdem geben:

Jeder Prozess ist so fesselnd und faszinierend wie die Person selbst – eine emotionale Achterbahn für mich – es gibt keinerlei „Wertung" was die Positionen der unterschiedlichen Bilder in diesem Buch angeht, ich musste mich einfach entscheiden, jedes einzelne Werk ist ein Teil von mir und ich bin demütig, was das Leben mir beschert hat ...

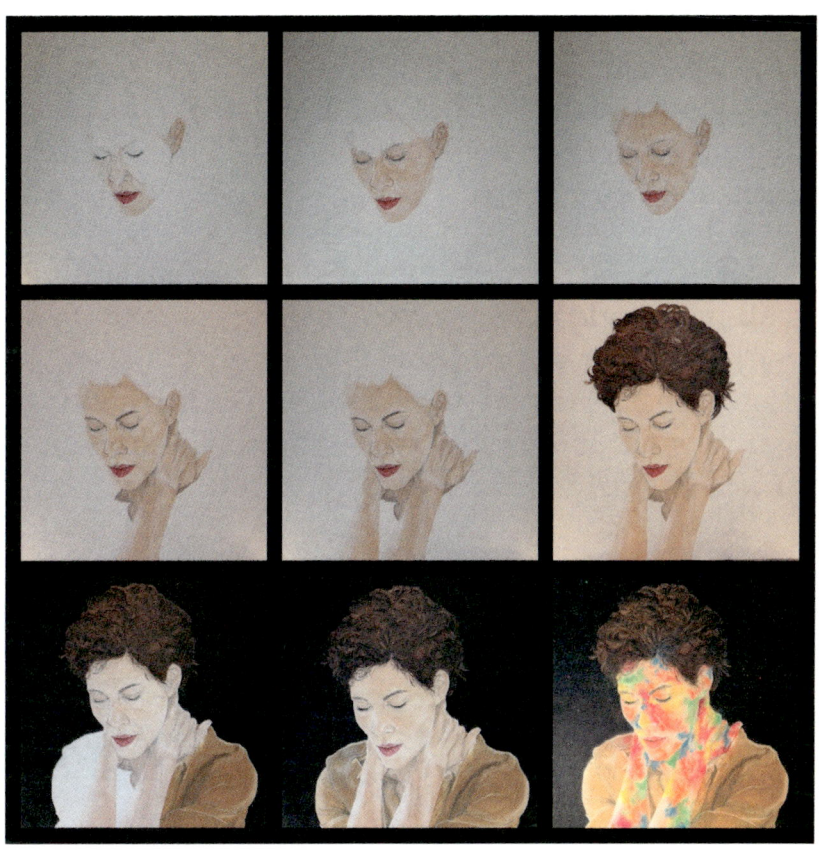

Menschen wie ich, deren Stressanzeiger Angst ist, werden diese nie „loswerden", aber alles, was man kennt und versteht, kann man akzeptieren, annehmen und dementsprechend handeln.

Mein Wunsch, in dieser Welt für andere etwas zu verändern, beflügelt mich sehr. Es ist wunderschön, auf diesem Weg so liebe und ehrliche Unterstützung bekommen zu haben.

Bereits vor Veröffentlichung dieses Buches (weil ich ja eh nie richtig lange etwas für mich behalten kann, wenn ich finde, dass es eine gute Idee ist) haben mir viele gesagt, dass sie sich auf das Buch freuen, gespannt sind und es gar nicht abwarten können, es zu lesen.

Nun bin ich bei den letzten Sätzen und Überarbeitungen und die allerletzten Klicks stehen kurz bevor. Bislang kannte ich dieses „Abnabeln" nur von meinen Bildern, nun fühle ich es genauso auch beim Schreiben dieser Zeilen ...

deeply magical — deeply thankful

Beim Schreiben dieses Buches habe ich das ängstliche Verhalten anderer – bloß nicht mit „diesem Thema" in Verbindung gebracht zu werden – am eigenen Leib erfahren:

Prominente und deren Manager zeigen sich der Öffentlichkeit zwar als äußerst sozial engagiert, machen dann aber doch lieber einen Rückzieher, wenn es darum geht, eine nicht 100%ig für sie medientechnisch wirkungsvolle „Geschichte" zu unterstützen. So war sogar eine Prominente und ihre Manager erst richtig begeistert von den Bildern. Sie fragten mich sogar, wie ich mir denn eine Unterstützung vorstellen würde und sagten mir, dass sie sich bereits darauf freuen, die Bilder in natura zu sehen! Als mein Projekt jedoch immer größer wurde und auch bezüglich der Öffentlichkeitsarbeit eine Dimension erreichte, die zunächst nicht vorhersehbar war, veränderte sich etwas. Als ich sie, eigentlich nur pro forma, fragte, ob sie mit der Veröffentlichung des entstandenen Werkes samt Namen und Zitat auch in diesem Buch und bei der anstehenden Ausstellung einverstanden wären, passierte etwas, womit ich nun wirklich nicht gerechnet hätte: innerhalb von 2 Tagen ging es von „Das klingt toll ...!" zu „... es ist uns sehr schwer gefallen, aber ...". Das hinterlässt einen bitteren Nachgeschmack und ich wünsche ihnen, wie allen anderen Menschen, dass sie niemals am eigenen Leib erleben, wie man sich mit Angst & Panik fühlt. Wie Du aber an diesem Buch siehst, hat mich das jedoch nicht abgeschreckt – im Gegenteil – zeigte es mir doch umso mehr, dass noch viel zu tun ist, um in den Köpfen etwas zu verändern!

Denn mal ganz abgesehen davon, dass das absoluter Unsinn ist, wenn man denkt, dass jemand nicht „zu gebrauchen ist", nur weil er unter einer Angststörung leidet, ist es, meiner Ansicht nach, der größte Fehler, den man mit Ängsten machen kann, sich immer weiter zu isolieren.

Wenn unser Kopf mit schönen oder anderen Aufgaben beschäftigt ist, ist dort kein Raum für Angst, also ist es ein grundverkehrter Ansatz, Menschen aufgrund ihrer Angst auszugrenzen!

Lebst Du schon

oder

funktionierst Du nur ?

Dagmar Berghoff

Persönlich kennenlernen durfte ich diese beeindruckende Frau bereits vor einigen Jahren, als wir über die Kunstauktion der NCL-Stiftung in Kontakt kamen. Ich malte im Anschluss an die eigentliche Auktion ein Bild für sie, weil der Auktionator sie dazu überredet hatte, ihr Gebot aufrecht zu erhalten (sie wurde überboten), wenn ich mich bereit erkläre, für sie ein eigenes Bild zu malen.

Wir blieben weiterhin in Kontakt und als ich Ihr dann von meiner Bilderserie und meinem Projekt erzählte, war sie nicht nur einverstanden, dass ich sie male, sondern bot mir ganz selbstverständlich sofort auch ihre persönliche Unterstützung bei öffentlichen Auftritten an.

Ich verneige mich vor ihr ...

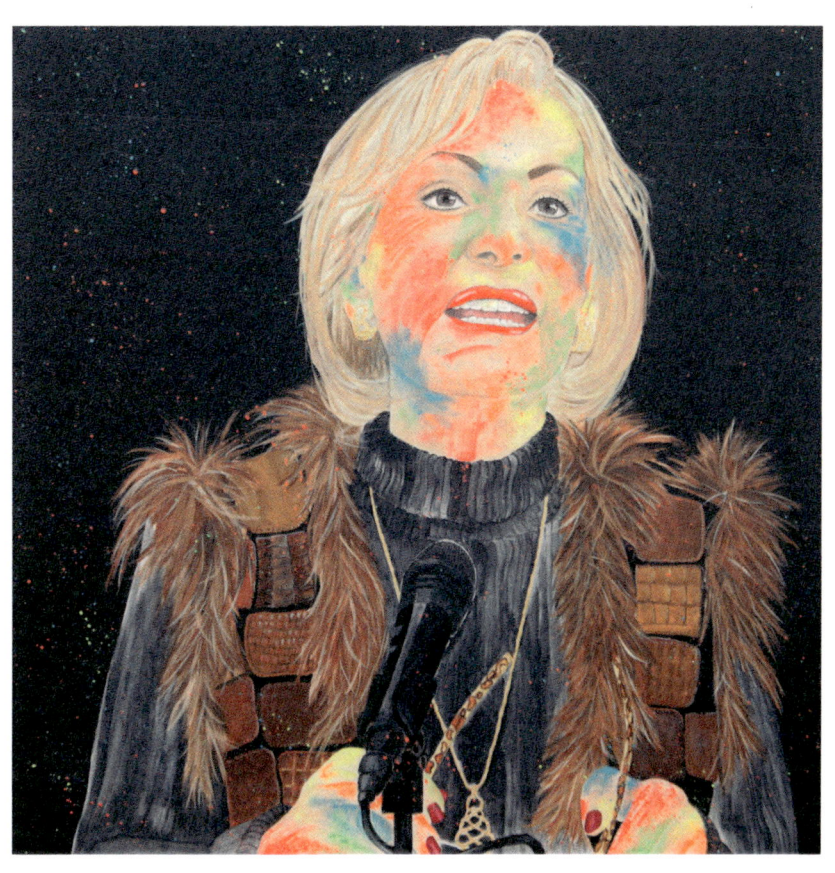

„wise SOUL"

80 | 80 cm
Inspiration | Photo Credits: Wilfred Feege

17. Deshalb gilt mein Dank:

... all den wundervollen Frauen & Männern, die mir durch Unterhaltungen und | oder Recherche nicht nur für die Zeit des Prozesses sehr nah waren oder sind:

Hannes Jaenicke, Anna Loos, Dunja Hayali, Esther Schweins, Dayan Kodua, Jasmin Gerat, Kai & Thorsten Wingenfelder, Udo Lindenberg, Stefanie Kloß, Jasmin Tabatabei, Sandra Quadflieg, Stefanie Heinzmann, Jenny Jürgens, Gesine Cukrowski, Katja Riemann, Ann-Kathrin Kramer, Dennenesch Zoudé, Natalia Wörner, Dagmar Berghoff, Saralisa Volm, Bärbel Schäfer.

... den jeweiligen Managements der Künstler/innen, die ich hier zeigen darf. Sie sind geduldig und hilfsbereit mit meinem Anliegen umgegangen und haben mir gezeigt, dass „Stil" und Respekt für sie selbstverständlich sind. Darüber freue ich mich sehr und wie die Künstler, die sie vertreten, zeigen sie so ebenfalls Gesicht für dieses wichtige Thema. Danke also an: Sandra Paule PR, Agentur Players, barbarella Entertainment, Uta Hansen Management, undercover Management, Vordenker & Freigeist Management,

Schlag-Agentur, Schulze & Heyn FILM PR, Fitz & Skoglund agents, Britta Laser, Agentur Evi Bischof.

... den Fotografen, für ihre Erlaubnis, ihre Fotos als Malvorlage nutzen zu dürfen: Robert Recker, getty images, Marcus Höhn, Michael Seirer, Christoph Mannhardt, Steffi Henn, Anne de Wolff, Tine Acke, Robert Grischek, Felix Broede, Oliver Reetz, Kunstverlust, Max Colin Heydenreich, Mirjam Knickriem, Anatol Kotte, Reinhard Scheuregger, Wilfred Feege, Svenja Trierscheid, dpa.

... dem MAIN-Verlag, Edition Antheum spirit, speziell Wolfram Alster, bei dem sich wieder ein Puzzleteil zum anderen fügte, der mich als Autorin aufgenommen hat und der an dieses Buch genauso glaubt, wie ich. ;-) Außerdem hoffe ich inständig, dass sich in unserer Gesellschaft noch mehr ändert: Überall wird propagiert, dass Homosexualität „ganz normal" ist und gleiche Rechte etc. gelten sollten. Aber in den Buchhandlungen findet man nicht auf den ersten Blick Literatur, in der die Hauptdarsteller in einem Liebesroman zwei Männer oder zwei Frauen sind. Mich hat das beschämt, mir war das nicht bewusst, ich habe mich schlicht nicht damit beschäftigt. Zum Glück findet auch hier ein Umdenken statt, deshalb ist es für mich zusätzlich eine große Ehre, dass der MAIN-Verlag mein Buch verlegt.

... meiner Lektorin Sabine Bradtke, die mich jetzt gerne für jeden Beginn mit meinen geliebten 3

Fortsetzungspunkten köpfen würde. Die mir bei meinem ersten Buch aber wundervoll direkt zur Seite stand und inspirierende Anregungen | Kritik geäußert hat.

... meinen drei Kindern für ihre unbeschreibliche Liebe, ich versuche Euch, wie bereits geschrieben, Wurzeln und Flügel zu geben und bin so wahnsinnig stolz auf Euch. Verbiegt Euch nicht, steht für Eure Werte ein und schaut über euren eigenen Tellerrand hinaus.

... meinem Mann, der mir in all den Jahren 100%ig zur Seite stand und dem ich mittlerweile fast schon glaube, dass er mich *wirklich* liebt.

Außerdem ist es an dieser Stelle Zeit für ein *happy end:*

in meinem „Outings-Post" habe ich von meiner lang-jährigen Freundin erzählt, die sich nach einem Treffen nicht mehr gemeldet hat und mir Tabletten empfohlen hatte ... Nun, wie sich herausgestellt hat, werde ich diese Frau nie los ;-) und schäme mich, dass ich ihre Liebe und Loyalität jemals in Frage gestellt habe. Sie meinte damals mit ihrer Anmerkung über Tabletten lediglich so eine Art „Notfall-Drops", damit ich in Situationen in denen ich Panik bekomme ein kleines Sicherheitspolster dabei habe.

Weil sie mich seit über 30 Jahren kennt

und weiß, was ich für ein Sturkopf bin.

Die anschließende Funkstille nach unserem Treffen kam dadurch, dass ich meine Angstgeschichte in unserem Gespräch versucht hatte runterzuspielen, bzw. nur ganz wenig erzählt hatte (dachte ich ja immer noch, nicht richtig zu funktionieren) und für sie war überhaupt nichts dabei, wieder einige Zeit nichts voneinander zu hören, da wir seit Jahren keine „Alltagsfreundschaft" haben. Also eine weite-re Lektion für mich und vielleicht andere Panikler: „Ich bin nicht der Nabel der Welt und nicht immer ist alles gegen mich oder hat sich verschworen. Ich muss mich genauso um die Menschen kümmern, die mir so viel bedeuten!" **räusper**

Entschuldige, dass ich so ein EGO-Kreisel war, und danke, dass es Dich gibt, Antje! HDSL

Last but not least:

Dear life !

I am grateful for the stones

that were put into my way:

without them,

I would not have stumbled upon my strengths!

Deeply thankful for all those who said no!

Because of them, I grew even bigger

than I thaught it would be possible.

thanks

18. Zitat- und Quellenangaben

1. mein geschätzter KAA: Heilpraktiker für Psychotherapie – Kontaktdaten auf Anfrage

2. ... es gibt verschiedene Angaben dazu im Internet, „wer hat's erfunden" kann man hier leider nicht ganz genau beantworten ...

3. Gehört von Christine Podalski, Yogaschule Yamshidi Quelle: Niederschrift eines Vortragsviedeos (2014) von Sukadev über Soham

4. Klappentext: Internationale Studie
https://www.dgppn.de/presse/
pressemitteilungen/pressemitteilungen-2017/
angststoerungen.html

19. Bilderverzeichnis

1. Coverbilder, Photo Credits: Sebastian Fuchs

2. Portrait Chris Gust, Photo Credits: Sebastian Fuchs

3. Hannes Jaenicke
„charismatic SOUL", 100 | 100 cm, Acryl auf Leinwand
Inspiration | Photo Credits: Robert Recker

4. Anna Loos
„rousing SOUL", 100 | 100 cm, Acryl auf Leinwand
Inspiration | Photo Credits: getty images

5. Dunja Hayali
„tender SOUL", 100 | 100 cm, Acryl auf Leinwand
Inspiration | Photo Credits: Marcus Höhn

6. „back to myself" 60 | 60 cm, Acryl auf Leinwand
Inspiration | Photo Credits: Jörg Gust

7. Esther Schweins
„graceful SOUL", 100 | 100 cm, Acryl auf Leinwand
Inspiration | Photo Credits: Michael Seirer

8. Dayan Kodua
   „magnificent SOUL", 100 | 100 cm, Acryl auf
   Leinwand
   Inspiration | Photo Credits: Christoph
   Mannhardt

9. Jasmin Gerat
   „true-hearted SOUL", 100 | 100 cm, Acryl
   auf Leinwand
   Inspiration | Photo Credits: Steffi Henn

10. Wingenfelder
    „extraordinary SOULs", 120 | 100 cm, Acryl
    auf Leinwand
    Inspiration | Photo Credits: Anne de Wolff

11. Angstkurve | Chris Gust

12. Udo Lindenberg
    „peacekeeping SOUL", 100 | 100 cm, Acryl
    auf Leinwand
    Inspiration | Photo Credits: Tine Acke

13. Stefanie Kloß
    „outstanding SOUL ", 100 | 100 cm, Acryl
    auf Leinwand
    Inspiration | Photo Credits: Robert Grischek

14. Jasmin Tabatabei
    „rebellious SOUL", 80 | 80 cm, Acryl auf
    Leinwand
    Photo Credits: Felix Broede

15. Sandra Quadflieg
„sparkling SOUL", 80 | 80 cm, Acryl auf
Leinwand
Inspiration | Photo Credits: Oliver Reetz

16. Stefanie Heinzmann
„flashing SOUL", 100 | 100 cm, Acryl auf
Leinwand
Inspiration | Photo Credits: Kunstverlust

17. Jenny Jürgens
„completed SOUL", 80 | 80 cm, Acryl auf
Leinwand
Inspiration | Photo Credits: Max Colin
Heydenreich

18. Gesine Cukrowski
„stunning SOUL", 80 | 80, Acryl auf
Leinwand
Inspiration | Photo Credits: Mirjam
Knickriem

19. Katja Riemann
„glorious SOUL", 80 | 80 cm, Acryl auf
Leinwand
Inspiration | Photo Credits: Marcus Höhn

20. Ann-Kathrin Kramer
„gentle SOUL", 80|80, Acryl auf Leinwand
Inspiration | Photo Credits: Anatol Kotte

21. Dennenesch Zoudé
„rising SOUL", 80 | 80 cm, Acryl auf
Leinwand
Inspiration | Photo Credits: Reinhard
Scheuregger

22. Natalia Wörner
„overwhelming SOUL", 100 | 100 cm
Inspiration | Photo Credits: Mirjam
Knickriem

23. Saralisa Volm
„courageous SOUL", 80 | 80 cm, Acryl auf
Leinwand
Inspiration | Photo Credits: Svenja
Trierscheid

24. Bild Malprozess | Chris Gust

25. Dagmar Berghoff
„wise SOUL", 80 | 80 cm
Inspiration | Photo Credits: Wilfred Feege

26. „back to myself" 60 | 60 cm, Acryl auf Leinwand
Inspiration | Photo Credits: Jörg Gust

27. Bärbel Schäfer
„unbreakable SOUL", 80 | 80 cm, Acryl auf
Leinwand
Inspiration | Photo Credits: dpa

20. das Wichtigste zum Schluss ...

Dieses ganze Buch hat mir viele Erinnerungen beschert, vieles war schon ganz weit weg und nun wieder sehr nah – ich weiß, dass es das wert ist und hoffe, dass du das eine oder andere „gebrauchen" kannst.

Um aus deiner Angst rauszukommen brauchst du:

Ehrlichkeit dir selbst gegenüber.

Vertrauen in dich.

Frieden mit dir.

Das allerwichtigste:

liebe dich selbst!

Und abschließend zum Gelübde: versprich' es dir selbst und übe solange, bis du es dir wirklich glaubst:

I am already perfect.

I trust my inner voice.

I am not afraid of my strength.

I can feel it.

I believe.

I let everybody see the beauty

of the colours of my SOUL.

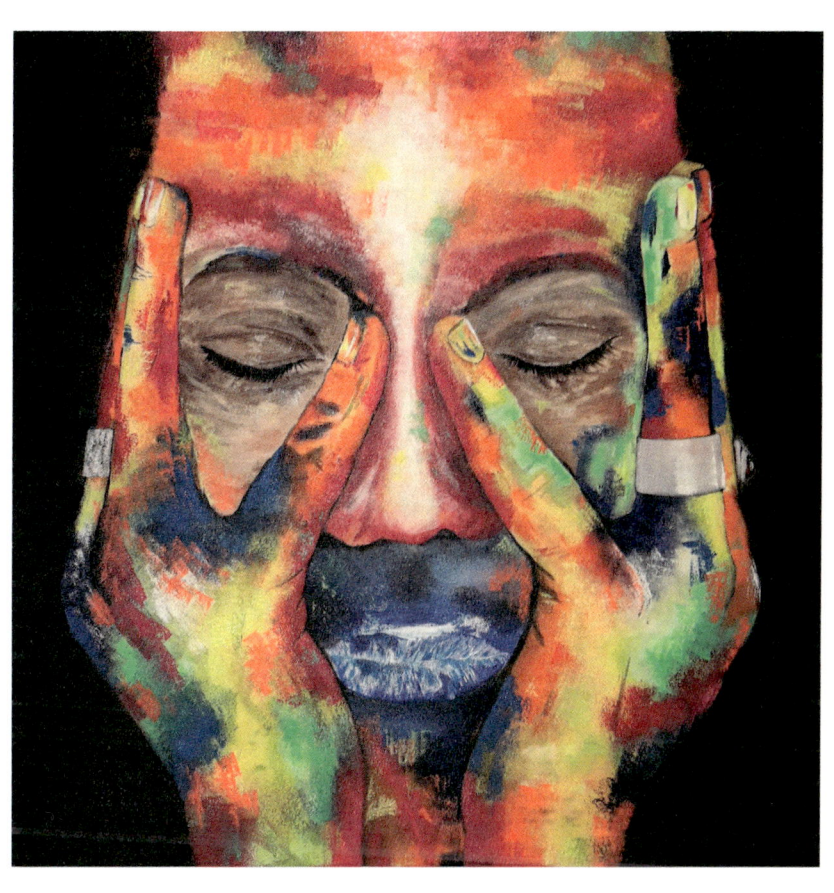

„back to myself`

Bärbel Schäfer,

eine Frau, die selbst im Journalismus beheimatet ist, und sich mit den Negativberichten einiger Menschen herumplagen musste, bis ein anderes Thema aktueller war.

Sie ist für mich unter anderem eine bemerkenswerte Frau, weil sie sich deshalb nicht versteckt, sondern offensiv zu ihren Überzeugungen steht und auf der anderen Seite auch eine Verletzlichkeit zeigt, in der wir uns wiederfinden können. Damit schafft sie für mich eine Verbindung, wie es nicht jedem gelingt.

Eine der leiseren Weltverbesserer, die für mich oftmals umso eindringlicher nachhallen und die es mit ihren Posts oft spontan schafft, mir ein Lächeln ins Gesicht zu zaubern.

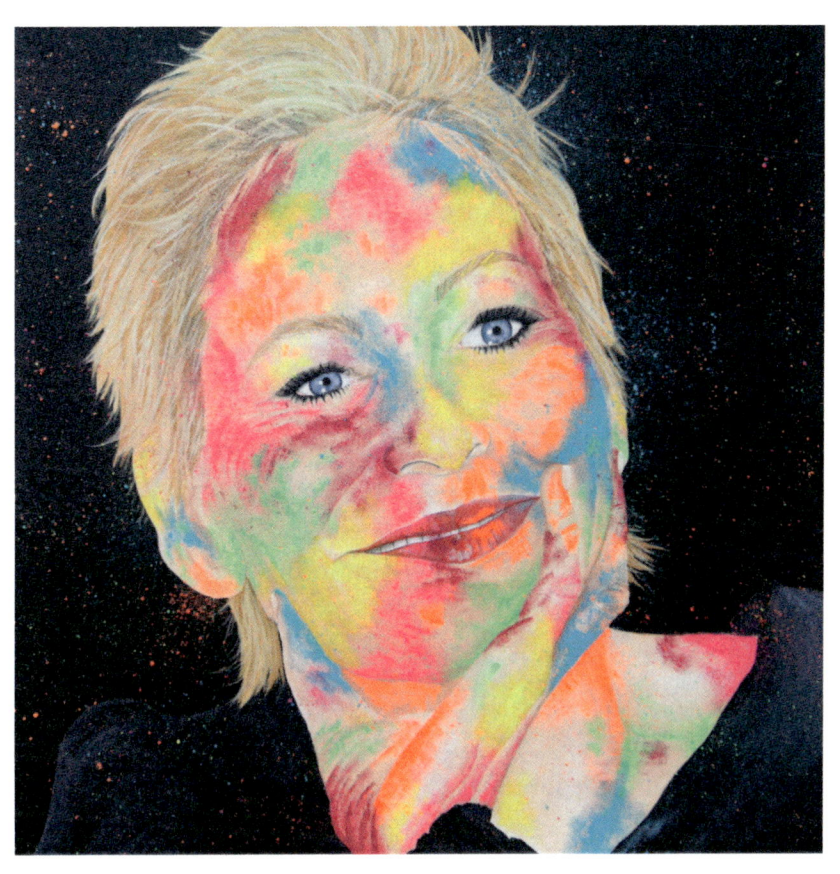

„unbreakable SOUL"

80 | 80 cm
Inspiration | Photo Credits: dpa

Zu Beginn dieses Buches habe ich geschrieben:

ich reiche dir die Hand ...

Ich hoffe, du hast es auch genau so empfunden!

Solltest du bei irgendetwas in diesem Buch nicht wissen, wie es gemeint ist, oder ganz gezielte Fragen haben, die ich in diesem Buch nicht beantwortet habe, dann kontaktiere mich einfach über Facebook oder Instagram.

Zusätzlich gibt es nun noch den Telefondienst von ehemals Betroffenen für Panikler: „Mutruf" – einander Halt geben e.V.

In jeder Alltagssituation eines Paniklers, in der er gerade „mal wieder kurz stirbt ...", kann eine helfende Hand oder ein verständnisvolles Gespräch, eben das Wissen, dass man nicht alleine ist, Wunder bewirken. Aber auch, wenn man sich anderen angstbehafteten Situationen stellen möchte, tut es gut, ein „Sicherheitsnetz" zu haben. Bei den ersten mutigen Schritten aus der Vermeidungsstrategie und Isolation in gefürchtete Situationen hinein zu wissen, dass man jemanden an seiner Seite hat oder mit jemandem sprechen könnte, falls notwendig, kann ungemein helfen – und wer könnte besser mit jemandem in so einer Situation sprechen, als ein Mensch, der selbst ganz genau weiß, wie sich der andere fühlt?

Es handelt sich bei „Mutruf" um eine „von Mensch zu Mensch"-Initiative, das bedeutet selbst Betroffene bieten ehrenamtlich anderen Paniklern mit ihrem Wissen aus den eigenen Erfahrungen eine verständnisvolle Gesprächsmöglichkeit an. Das Ziel ist, dass es später rund um die Uhr diese Möglichkeit geben wird.

www.mutruf.de

Ich werde weiterhin, so gut ich kann, versuchen dir zu helfen ...

Und nun steh auf

und hol dir dein Leben zurück.

it's time darling.

break your chains,

get up,

spread your wings

and take a deep breath.

Life is calling.